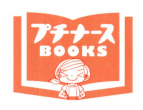

よくある症状の
しくみがわかる

看護につなげる
病態生理

齋藤宣彦

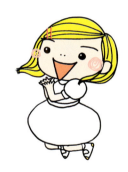
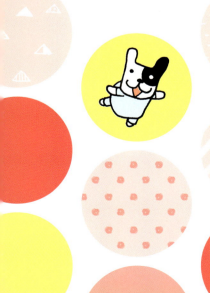
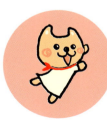
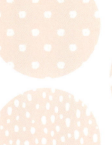
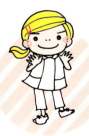
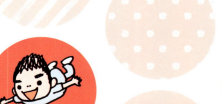
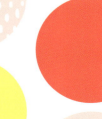
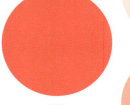

照林社

はじめに

　私たち医療に携わる者は、①人々の病気を予防し、②病気になってしまった人には、それぞれの立場で治療に全力を注ぎ、③不幸にして治療の限界に至ってしまった人には心の安らぎが得られるように寄り添うこと、が要求されています。

　予防するにしても、治療するにしても、寄り添うにしても、いま、この患者さんに「何が起こっているか」「どうしてそうなっているのか」を考える。それこそが病態生理を解析することです。そして、その結果から、次のステップのためにどうすればいいのかを考える能力を身につけていることが優秀な医療人の条件です。

　しかし、その能力は、1人で全部を身につけることができるほどたやすいものではありません。そこで、いろいろな職種の人々が寄り集まり、知恵を出し合い、力を出し合うことで、人々の要求を満足させる医療の提供が可能になるのです。別の言葉で言えば、多職種連携医療です。

　多職種連携医療って？というときは、まず、ジグソーパズルを思い出してください。ジグソーパズルは、いろいろな形のピースが組み合わさって、隙間のない1つの形をつくります。あの、それぞれのピースに、漢字を1文字ずつ書いてください。看護の「看」、医師の「医」、歯科医師の「歯」、薬剤師の「薬」、栄養士の「栄」、理学療法士の「理」、放射線技師の「放」、医療事務の「事」など。場合によっては患者の「患」、家族の「家」、役所の「役」、ケアマネジャーの「ケ」などなど。たくさんのいろいろな形のピースができるでしょう。それらを上手に組み合わせ、1つの形にして行う医療が多職種連携医療です。

　いま、あなたの前に、ある症状を持った患者さんがいます。そこであなたは「この症状をきたす疾患を5つ掲げよう」と思います。試験問題ならば「5つ掲げなさい」という設問です。教科書を思い浮かべ、記憶を頼りに何とか4つの疾患は思い出すことができても、5つ目が思い出せない。なぜ、思い出せないのか。それは暗記にばかり頼っているからです。病態生理をたどっていけば、症状の出現理由がわかっているので、疾患を5つでも6つでも難なく掲げられるでしょう。

　本書は、病態を分析し、解決策を考える能力を修得するための本なのです。

2016年9月

齋藤宣彦

CONTENTS

カラー口絵	iv
総論「病名」の前に、「病態生理」を考えよう	x
本書の特徴と活用法	xiv

呼吸困難	1	食欲不振	39
咳嗽（咳）	9	腹部膨満感	45
動悸	15	便秘	53
発熱	21	下痢	61
悪心・嘔吐	27	黄疸	67
嚥下困難	33	口渇	73

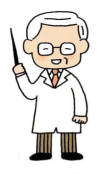

サイトウ先生

病態生理のエキスパート。どんな質問にもていねいに答えてくれるジェントルマン！

シチョウさん

ナースキャップのようなトサカがトレードマーク。看護界を忙しく飛びまわる情報通。

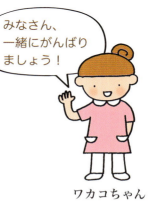

みなさん、一緒にがんばりましょう！

ワカコちゃん　マナブくん

立派なナースになるために勉強の毎日。

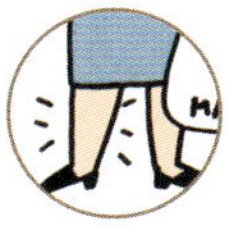

浮腫	79		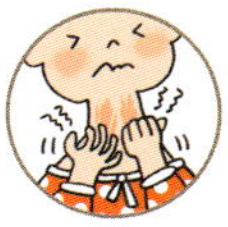 瘙痒感	119
吐血	85		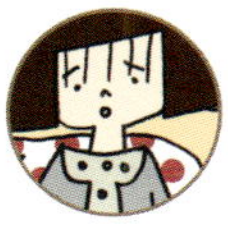 貧血	125
下血	91		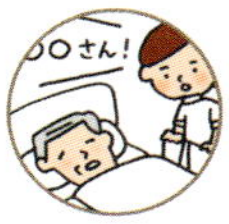 意識障害	131
頭痛	97		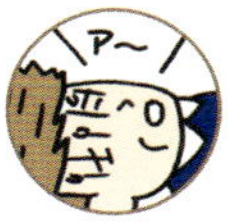 ショック	139
胸痛	103		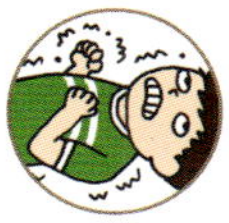 けいれん	145
腹痛	109		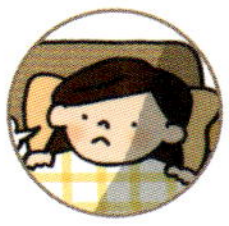 不眠	151
めまい	115		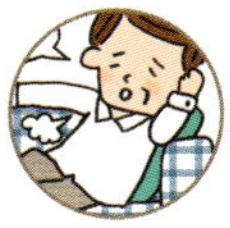 全身倦怠感	157

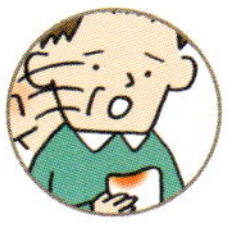

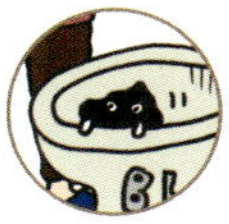

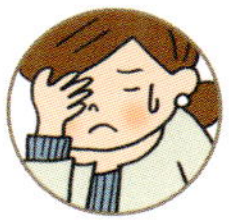

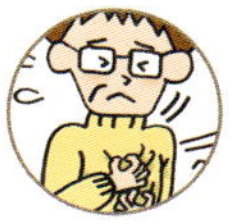

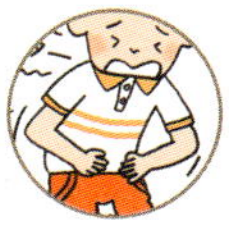

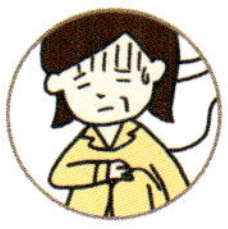

用語解説 …… 161
索引 …… 174

- 本書で紹介している治療・ケア方法などは、執筆者が臨床例をもとに展開しています。実践により得られた方法を普遍化すべく努力しておりますが、万一本書の記載内容によって不測の事故等が起こった場合、著者、出版社はその責を負いかねますことをご了承ください。
- 本書に記載している薬剤等の選択・使用方法については、出版時最新のものです。薬剤等の使用にあたっては、個々の添付文書を参照し、適応・用量等は常にご確認ください。

装丁 ● Beeworks
カバーイラスト ● ウマカケバクミコ
本文デザイン・DTP制作 ● 熊アート
本文イラスト ● ユカワアキコ、村上寛人

iii

カラー口絵

身体部位の名称

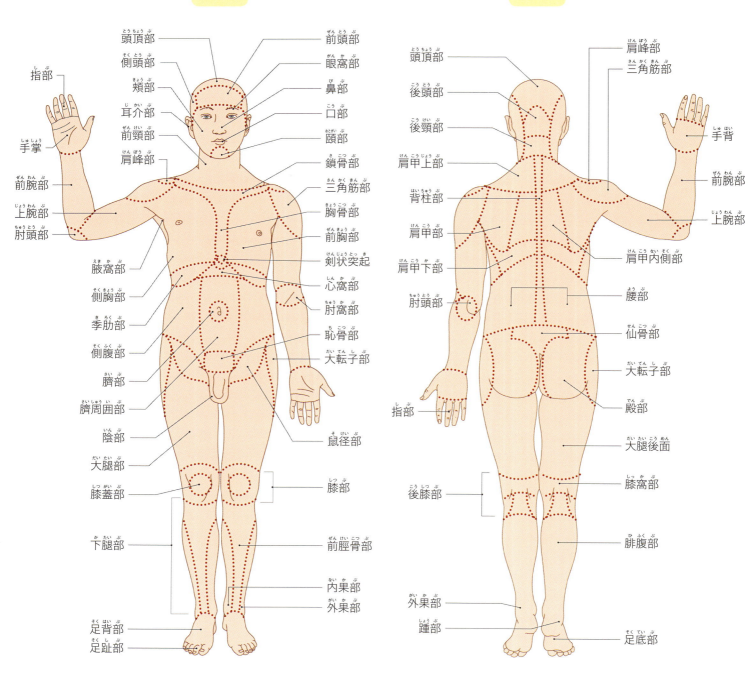

身体前面からみた内臓系

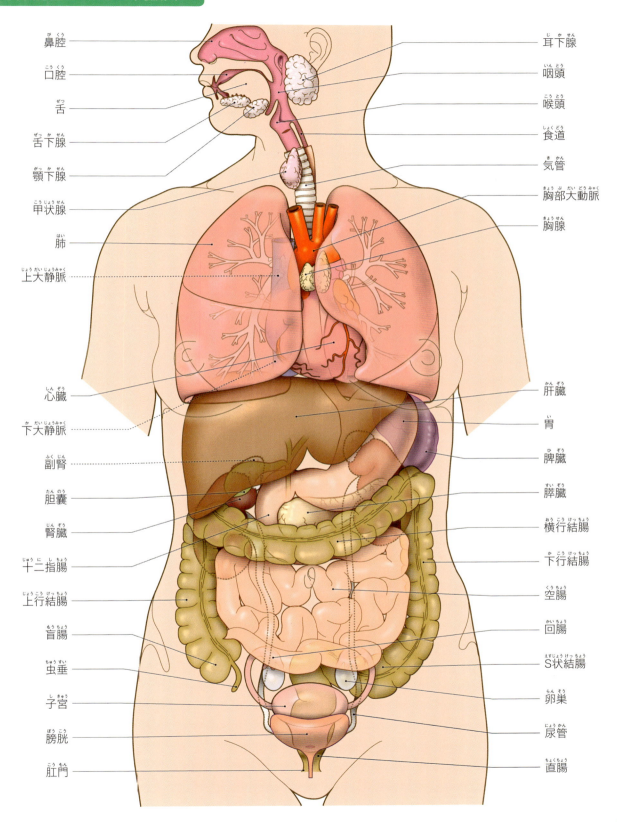

カラー口絵

全身の骨格

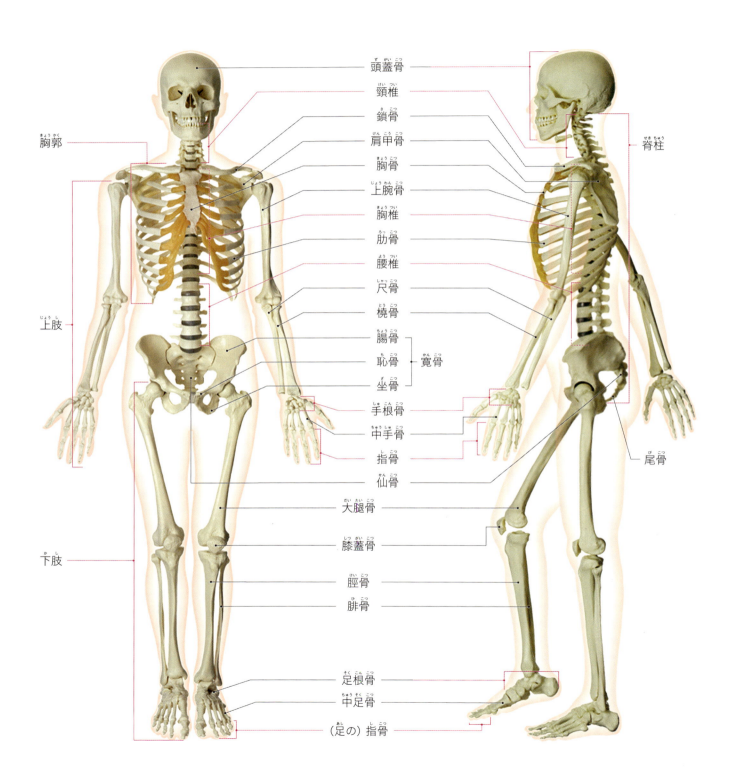

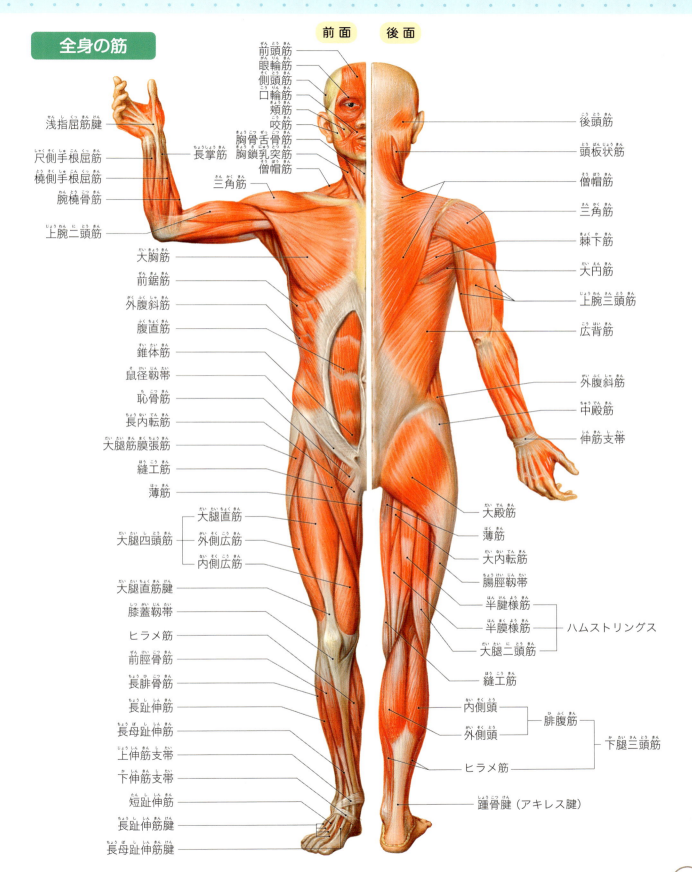

カラー口絵

全身の動脈

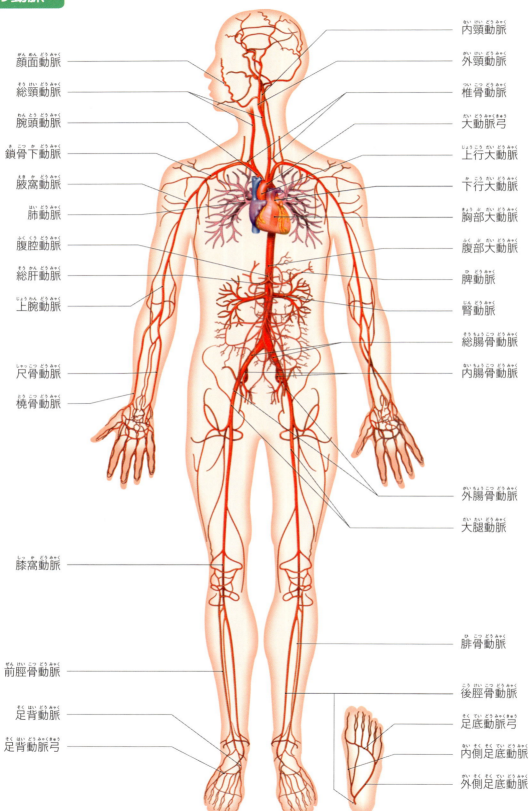

全身の静脈

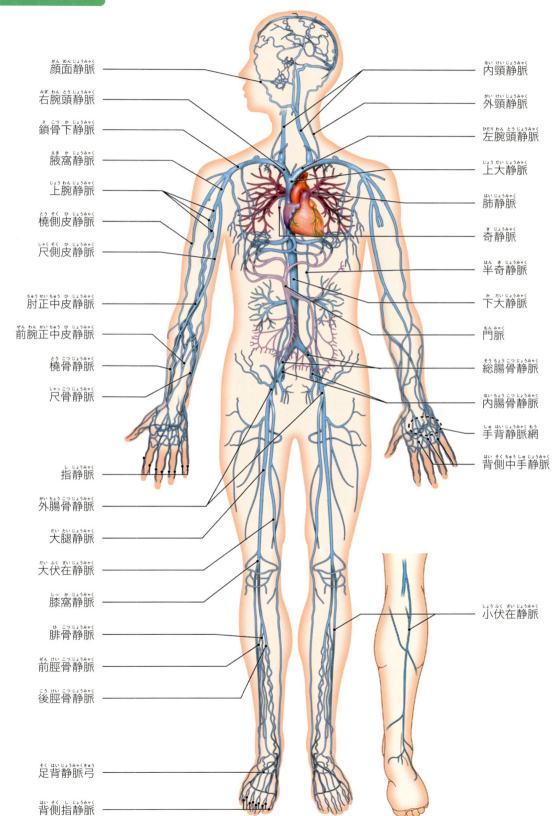

総論 「病名」の前に、「病態生理」を考えよう

　「病態生理」という言葉に、はじめて出会う人もいるでしょう。Pathophysiologyという英語の日本語訳です。「patho」とは、pathologyのことで「病理学」、「physiology」とは「生理学」のことです。これを合わせたpathophysiologyという言葉は「病気のときに起こる生理学的変化」という意味で用いられます。

　しかし、近年は生理学的変化ばかりでなく、生化学や免疫学、形態学をはじめとするもろもろの生命科学的な知識を基盤として「病気のときに体内に起きている状態を生命科学的に解析したもの」ととらえる方向にあります。つまり、患者さんの状態を生命科学的な視点から説明していこうとする学問が病態生理学です。これが正しく理解できないと、当然、正しい治療方針の立案はできません。まず「どうしてそうなっているのか」を考え、「ああ、それでこうなっているんだ」ということがわかれば、「よりよい状態にするには、こうすればいいのか」につながるのです。

図で示すとこうなります。

① 自覚症状や身体所見や検査結果 → ② 患者さんの体内で生じている機能や構造の乱れの認識 → ③ 正常構造や機能に関する知識に基づいた現状分析 → ④ 病態把握 → ⑤ 最善の治療

　この図では「病名」という言葉をあえて使いませんでした。ちょっと飛躍した言い方をすれば、しっかりとした病態把握ができていれば、「病名」はあとから考えればいいのです。

病態生理へのアプローチ

　看護学教育の講義では、低学年で「基礎医学」として、解剖学、生理学、生化学などがあり、それらがひととおり終わってから、いろいろな疾患についての講義を受けることになるでしょう。この手法が間違っているというわけではありません。ただし、基礎医学の講義を聞いたときに、「難しいなあ。この講義がどんな役に立つのだろう」と思ったこともあったでしょう。

　各種の疾患の講義では、まず、疾患名が書いてあって、その原因はコレ、症状はコレコレ、治療は……というように、はじめに疾患名ありきです。しかし患者さんは、自分の疾患名がわかったうえで診察を受けに来るわけではありません。

　肺炎の患者さんはまず、「咳と痰が出て困っています」と症状を訴えるはずです。けっして額に「肺炎」というラベルを貼って病院に来るわけではありません。そうなると「咳と痰？　なぜ咳が出るの？　なぜ痰が出るの？」という疑問から出発して解析していくことが、今、患者さんが困っていることの治療へとつながるのです。

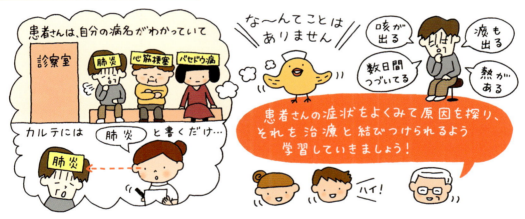

　そのような視点で考えると、基礎医学的なことは、ひととおりの知識があれば十分で、その患者さんの症状から掘り下げていくアプローチのほうが、学習意欲が湧くのではないかと、私は常々思っています。

症状から基礎医学へ：こんなアプローチもある

　66歳の男性が、「5日前から咳が出る。咳で夜も眠れない」と病院を受診しました。咳を止めてあげたいけれど、いったい咳ってなんだろう、なぜ咳は起こるのだろうというところがスタートです。

　ここで、吐く息を受けとめるように手掌を口の前にもっていって、1つ咳をしてみてください。ゴホンという前にちょっと息を吸い、いったん息を止めてからゴホンと吐き出すと、息は普通の呼気よりも強く速く吐き出しているのがわかります。これで、咳とは、いったん息を吸い、

その後、ほんの少しの時間息を止めてから、一気にパッと息を吐き出す運動だということがわかります。

不思議なことに、カゼで咳が出るときに、それをがまんするのは難しいのですが、今のように、自分で咳を出そうとすると出すことができます。また、ミーティングや静かなコンサートなどで「咳をしてはいけない」と思えば思うほど、喉がムズムズしてきてがまんができず、咳が出てしまうこともあります。

このことから、カゼのときに出る咳は、自分の意思で止めることができない。しかし、自分の意思でゴホンと出すこともできるし、さらに、緊張などの心理的なことから喉がムズムズとして咳が出てしまうこともある、ということがわかりました。不随意的に咳が出るのと同時に、意図的に咳を出したり、心理的な要因でも咳は出ます。つまり、咳の中枢は、不随意的に咳を出す中枢がありますが、そればかりでなく、より上位の中枢の影響も受けるのです。

ここで、生理学の教科書の呼吸のところを読んで、咳の中枢を確認しましょう。併せて、本人が眠っていても呼吸できるのはどのようなしくみなのか、通常1分間に何回くらい呼吸をしているのか、1回の呼吸で何mLの空気が換気されるのか、それを測定するスパイロメトリーとはどういう検査か、1秒率とは、肺活量とは、経皮的酸素分圧とは……なども復習しておきます。

さらに、解剖学の教科書ももう一度開いて、胸郭、呼吸筋、胸膜、肺、気管から呼吸細気管支を経て肺胞に至るまでを復習しましょう。肺静脈や肺動脈、気管支の走行については、胸部X線写真でどのように写るのか…これは放射線医学の教科書を見ると書いてあります。

このように、実際の患者さんの病態から入っていって、生理学や解剖学を学習する方法のほうが、すんなりと頭に入るかもしれません。「なぜ、こんな知識が必要なのだろう」ではなく、==こういう病態があるから、それを解析するためには、こういう基礎知識が必要==ということが理解できるはずです。

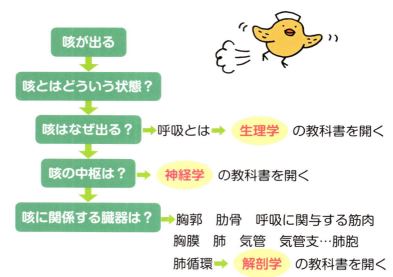

病態生理がわかったら、次に原因疾患を考える

こういう病態をもたらすのは、どのような疾患があるのでしょうか。ここではじめて「鑑別診断」を考えます。まずは、こういう病態をきたしうる疾患を幅広く列挙します。ここではじめて内科学の教科書にある「呼吸器疾患」の項を開きます。

咳を主症状とする疾患は、炎症（感染症）や腫瘍やアレルギーや慢性閉塞性肺疾患など、たくさんあります。病態から疾患への絞り込みのコツは、はじめはなるべく幅広く多くの疾患を考えること。それからだんだんに絞っていって確定診断に至る。イメージとしては漏斗の形です。

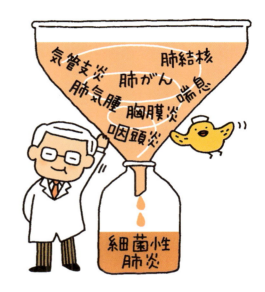

どのように治療に結びつける？

咳の治療を考えるときには、

❶ 咳の原因に対する治療 ： 原因療法

例：細菌性肺炎 ➡ 感受性のある抗菌薬

❷ とりあえず咳を抑える治療： 対症療法

①吸気の加湿
②痰を出しやすくする薬（去痰薬）
③咳き止めの薬（鎮咳薬）

ここに至って、病態生理の大切さがわかったと思います。

そうです！ 病態生理がわからなければ、診断や治療、もちろん看護にも到達できないのです。

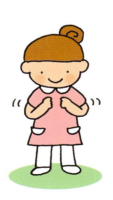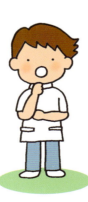なるほどー。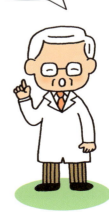

本書の特徴と活用法

患者さんを理解するうえで欠かせない病態生理を、ポイントをしぼって解説しました。よくある症状別なので、どの実習でも活用できます。

病棟や外来で出合うことの多い26の症状について、シンプルに3つのテーマで解説！

病態生理の基本がわかるイラストが満載！

1 症状の定義と特徴
自覚症状や他覚的所見など、症状の全体像をつかみましょう。

→

2 症状が起こるしくみ
患者さんの体の中で何が起こっているのかを考え、分析します。

→

3 観察とケアのポイント
症状を理解したうえで、観察とケアの要点を学んでください。

★本文中に 用語 マークがある用語については、p.161〜173の「用語解説」を参照してください。さらに理解が深まります。

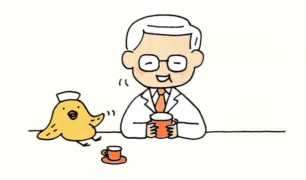

呼吸困難

こきゅうこんなん……………

患者さんの訴え・症状

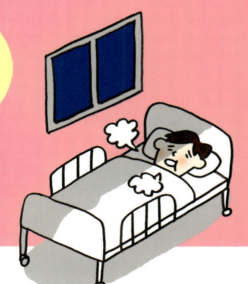

息が苦しい

空気が足りない

呼吸ができない

●症状の定義と特徴

呼吸困難のことを英語ではdyspnea（ディスプニア）といいます。dysとは「よくない」「困難」、pneaとは「呼吸」という意味のギリシャ語由来の言葉です。「息苦しい」「空気が足りない」「酸素が十分でない」「息が切れる」「呼吸ができない」などの自覚症状を"呼吸困難"と表現します。さらにもう少し広い意味にとって、呼吸にまつわる不快な感じのすべてを、呼吸困難という言葉に集約してしまうこともあります。

病気でなくても呼吸困難になる

呼吸困難は、病気のときだけにみられる症状ではありません。呼吸困難を体験したことのない人はいないはず。運動会で長距離走の後、やっとゴールにたどり着いたときのことを思い出してください。息がはずんで、「ハーフー、ハーフー、ああ苦しい」などと言ったことがあるでしょう。

意識レベルが低下している場合

呼吸困難は、自覚症状を表現するばかりではありません。患者さんの意識レベルが低下していれば、本人が自ら「い、い、息が苦しい！」と訴えることはできません。

そんなとき、あなたがベッドサイドに行って観察し、患者さんが「息苦しそうにしている」と判断すれば、「呼吸困難があるようです」と報告します。

"呼吸苦"という言葉を使う医療人を見受けますが、この言葉は使わないようにしましょう。日本医学会の医学用語辞典で「dyspnea」を引いても、「呼吸苦」などという言葉はなく、「呼吸困難」と書いてあります。

言葉を正確に使えるかどうかは、使い手の知性を判断するモノサシの1つです。

●症状が起こるしくみ

呼吸に際して、「今度は息を吸おう」「次に息を吐こう」というように意識して吸ったり吐いたりしている人はいません。普段は、特に意識しなくても吸気と呼気を繰り返しています。しかし、時と場合によっては、自分の意思で吸気と呼気をある程度コントロールすることができます。例えば、胸部X線写真を撮るときに「ハイ、息を吸ってください。そこで息を止めて動かないで！」と言ってきちんとできるのは、意識的にコントロールができるからなのです。

つまり、無意識にしている呼吸は延髄にある呼吸中枢で、周期的に吸気と呼気の命令を出しているからで、自分の意思で呼吸を調節できるのは、呼吸中枢が大脳皮質の命令 用語 もある程度は、受け入れられることを意味しています。

呼吸中枢への情報伝達（図1）は、2系統に大別されます。1つは肺の伸展受容器からの情報で、息を吸ったときの気道や胸壁や肺の伸展を伝えるシステムです。

もう1つは化学的受容器からの情報です。内頸動脈と外頸動脈の分岐部にある頸動脈小体や大動脈弓部にある大動脈小体は、血液中の酸素（O_2）や二酸化炭素（CO_2）がどのくらいか、血液のpHはどのくらいあるかを感知する装置です。そこで血液中の酸素の量（これを酸素分圧という 用語 ）の低下や、二酸化炭素の量（これを二酸化炭素分圧という 用語 ）の上昇や、血液が酸性に傾いている（pHの低下）ことを感知すれば、呼吸中枢に

図1 ●呼吸中枢へ情報を伝達するしくみ

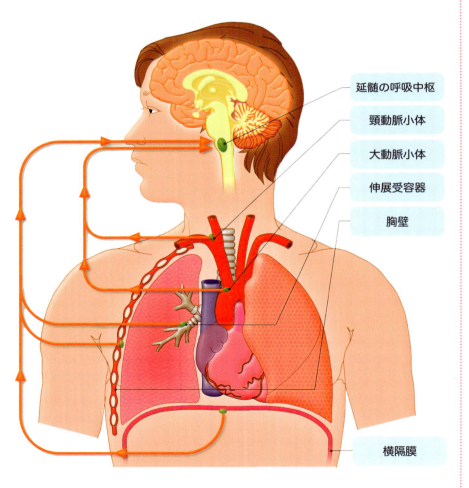

情報伝達のしくみは以下の2系統に大別される。

❶ 気道や胸壁、肺の伸展を延髄の呼吸中枢へ伝えるシステム

❷ 頸動脈小体や大動脈小体が、血液中の酸素分圧の低下や二酸化炭素分圧の上昇、pHの減少などの情報、また、脳脊髄液中のpHの減少や二酸化炭素分圧の上昇の情報を、延髄の呼吸中枢へ伝えるシステム

これらの情報が呼吸中枢へ伝わると、今度は呼吸中枢が「もっと呼吸を！」という命令を発信する。

用語 p.161～173の用語解説を参照

そのことを伝えます。また、延髄の腹側面には、脳脊髄液中の二酸化炭素分圧やpHを感知する装置があって、脳脊髄液の二酸化炭素分圧の上昇やpHの低下を感知すれば、呼吸中枢にそのことを伝えます。

これらの装置により、二酸化炭素分圧の上昇やpHの低下が呼吸中枢に伝えられれば、即座に「もっと呼吸を！」という命令が発せられます。ここで注目すべきは、延髄の化学的受容器は、「タイヘンだ。血液の二酸化炭素が増えたゾ！」という声には敏感に反応するのですが、「酸素が少ないヨ」という声に対してはやや鈍い、すなわち二酸化炭素分圧の情報のほうが優位だということです。

呼吸困難を訴える疾患

以上の基礎知識をもとに、呼吸困難のしくみを整理すると表1のようになります。

例えば、慢性気管支炎の場合、炎症による肺の収縮・拡張の障害と同時に、気管や気管周囲の浮腫を伴うため、気道抵抗の増大をきたします。つまり表1の**1**の**❶**と**❷**が主因となって呼吸困難をきたします。

初期の肺動脈血栓塞栓症の場合は、胸部X線写真には異常を認めません。しかし、呼吸に関与する血管が詰まってしまうのですから、ガス交換がうまくいかず低酸素血症(用語)と高二酸化炭素血症(用語)をきたし、さらに肺内の血管の内圧も上がって肺高血圧をきたします。そのため表1の**2**の**❶**と**❷**が主因となって呼吸困難をきたすことになります。

もちろんそう単純ではありませんが、わかりやすくするために細かい枝を払うと、こんなふうに整理できます。

呼吸困難の原因となる病態を、3段階に分けて表2に示しました。肺や心臓の疾患が原因になるのは当然ですが、心因性の場合はもちろんのこと、急性貧血・肥満・腹水貯留・神経筋疾患などでも呼吸困難を訴えます。

表1 ● 呼吸困難を感じるしくみ

1 換気の機械的な仕事量が増して呼吸困難をきたす場合
- ❶ 肺の収縮や拡張に障害がある状態
  - 肺組織の線維化
  - 浮腫
  - うっ血
  - 炎症
- ❷ 気道の抵抗が増大している状態
  - 気道の炎症や過大反応
  - 肺胞構造の破壊
  - 気管や気管周囲の浮腫
- ❸ 胸郭の骨格に問題があったり、呼吸筋のはたらきが十分ではない状態
  - 脊椎の側彎や前彎による胸郭変形
  - 肥満
  - 神経筋疾患

2 換気を調節しているシステムの障害により呼吸困難をきたす場合
- ❶ 肺の間質・血管系・胸壁からの「呼吸が適切ではない」という情報
- ❷ 低酸素血症、二酸化炭素血症、アシドーシス（血液が酸性に傾いている）など、「化学的データに異常あり」という情報
- ❸ 延髄に接している脳脊髄液からの直接情報

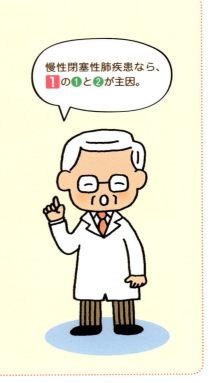

慢性閉塞性肺疾患なら、**1**の❶と❷が主因。

表2 ● 呼吸困難の原因となる病態

1 常に、呼吸困難がみられる病態
- 慢性閉塞性肺疾患（慢性気管支炎、肺気腫）
- 急性肺動脈血栓塞栓症
- 気管支喘息
- 肺うっ血（左心不全、僧帽弁狭窄）
- 心因性（パニック障害、過換気症候群）

2 通常、呼吸困難がみられる病態
- びまん性間質性肺疾患（サルコイドーシス[用語]、がんの広範な侵襲、特発性肺線維症、石綿肺など）
- 肺血管病変（肺動脈血栓塞栓症、肺高血圧症）
- 貧血（特に急性貧血）
- 自然気胸
- 肥満
- 腹水貯留
- 胸郭の異常
- 胸膜疾患（胸水貯留、胸膜の線維化、胸膜の腫瘍）
- 神経筋疾患
- 代謝性アシドーシス[用語]
- 肺炎
- 上気道閉塞
- 高地（エベレスト登山など）

3 まれに、呼吸困難がみられる病態
- 動静脈シャント[用語]
- 異常ヘモグロビン血症
- 甲状腺機能亢進症
- 先天性心疾患（ファロー四徴症、肺動脈狭窄）

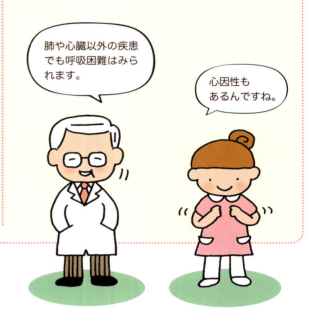

（医師）肺や心臓以外の疾患でも呼吸困難はみられます。

（看護師）心因性もあるんですね。

●観察とケアのポイント

呼吸困難をきたす疾患は**表2**に示したようにたくさんあります。その代表的疾患について観察のポイントを**表3**に示しました。

大切なことは、"今、この患者さんの体のなかで、何が起こっているのだろうか"と考えることです。

特に**表3**の**6**過換気症候群は、不安感が引き金になって症状が出てくる病態です。いわば患者さんの心の問題。第一印象で、呼吸困難があるから肺や心臓などの疾患だと信じ込んでしまうと、大きなミスをします。

しかし、肺疾患や心疾患で呼吸困難を呈しているのに、過換気症候群だと早合点して「心配ないですから、落ち着いて、ゆっくり息をしてみましょう」などということがあっては大変です。

呼吸困難に限らず、頭痛、胸痛、腹痛、腰痛などの身体症状は、重大な内臓の病気が原因のこともあれば、精神的なことが原因で、それが身体症状として表れていることもしばしばあります。その症状の本当の原因が心の中にあるのかどうかを見抜くには、常に患者さんとの信頼関係を維持するように努め、患者さんが「この人なら、なんでも相談できる」という人にならなければなりません。

表3 呼吸困難をきたす主な疾患の観察ポイント

		メカニズム	観察のポイント				
			経過	増悪因子	軽減因子	併発症状	背景
1 慢性閉塞性肺疾患	1-1 慢性気管支炎	●気管内への過剰な気道粘液分泌と、それによる慢性気道閉塞	●痰を伴う慢性の咳と、緩徐に進行する呼吸困難	●労作 ●刺激物の吸入 ●気道感染	●痰の排除 ●安静	●痰を伴う慢性の咳 ●繰り返す気道感染 ●喘鳴	●喫煙 ●粉塵の吸入 ●気道感染の繰り返し
	1-2 肺気腫	●末梢気管支の過伸展 ●肺胞壁の破壊と慢性気道閉塞	●緩徐に進行する呼吸困難・軽い咳	●労作	●安静	●痰の比較的少ない慢性の咳	●喫煙 ●粉塵の吸入 ●まれにα_1アンチトリプシン欠損家系
2 急性肺動脈血栓塞栓症		●肺動脈の一部分ないしは広範な血栓性閉塞、下肢の深部静脈や、骨盤部静脈の血栓が、血流で運ばれてくることが多い				●多くは無症状、広範な血栓性閉塞であれば、胸部圧迫感や胸痛、咳、血痰	●出産後や手術後 ●長期臥床 ●うっ血性心不全 ●慢性肺疾患 ●骨盤や下肢の骨折 ●下肢の深部静脈血栓（ただし、これは臨床的には把握できないことが多い）
3 気管支喘息		●炎症による気管支の過剰反応	●急性経過 ●無症状期がはっきり分けられる ●夜間呼吸困難	●アレルゲン ●刺激物質 ●労作 ●気道感染 ●情緒因子など種々	●増悪因子からの隔離	●喘鳴 ●咳 ●胸部圧迫感	●環境因子 ●情緒因子
4 肺うっ血（左心不全）		●肺毛細血管圧の上昇により肺胞内や間質への液体滲出 ●肺コンプライアンス（用語）の減少、換気のための仕事量の増大	●緩徐に進行する呼吸困難、急性肺浮腫では急激発症	●労作 ●臥位	●安静 ●上半身を起こすと一時的に軽減	●咳 ●起座呼吸 ●発作性夜間呼吸困難、ときに喘鳴	●心疾患ないし心疾患の誘因の存在
5 過換気症候群		●過呼吸による呼吸性アルカローシスと、血中二酸化炭素分圧低下	●しばしば繰り返す	●労作時よりも安静時に多い ●器質的疾患がない ●情緒因子	●説明による不安感の除去	●ため息 ●頭重感 ●手足のしびれやふるえ ●動悸 ●胸痛	●不安 ●精神神経症状
6 自然気胸		●肺のブレブ（小気泡）が破れ、空気が胸膜腔へ逸脱した結果、肺実質が虚脱	●突然発症する呼吸困難	●胸痛 ●痰			●それまで健康だったやせ型若年男性

肺うっ血（左心不全）

まずは安静。体を動かすと、心臓の仕事量の増加をきたします。ただし、あお向けに寝かせる（仰臥位）と、呼吸はさらに苦しくなるので、背当てになるものを見つけて寄りかかるようにして上半身は起こしておいてください（起座位、図2）。

重力を利用して下半身の静脈を、「血液を一時ためておくプール」としてはたらかせれば、心臓に戻る血液が減って、肺毛細血管圧の上昇を防げます。そのため、患者さんは体を起こしているほうが楽なのです。

治療薬としては血管拡張薬、心収縮力増強薬、利尿薬が用いられます。

慢性閉塞性肺疾患（COPD）（慢性気管支炎、肺気腫）

安静と痰の排除が基本で、痰の排除には、体位ドレナージ（図3）や去痰薬の吸入療法が有効です。もちろん喫煙は言語道断、禁煙指導が必須です。

薬物療法は気管支拡張薬と感染対策がメインです。肺気腫では在宅酸素療法 用語 や呼吸リハビリテーション 用語 も行われるでしょう。呼吸中枢が鈍くなっているので、呼吸を抑制する作用のある睡眠薬は避けます。

図2 ● 呼吸困難をやわらげる体位

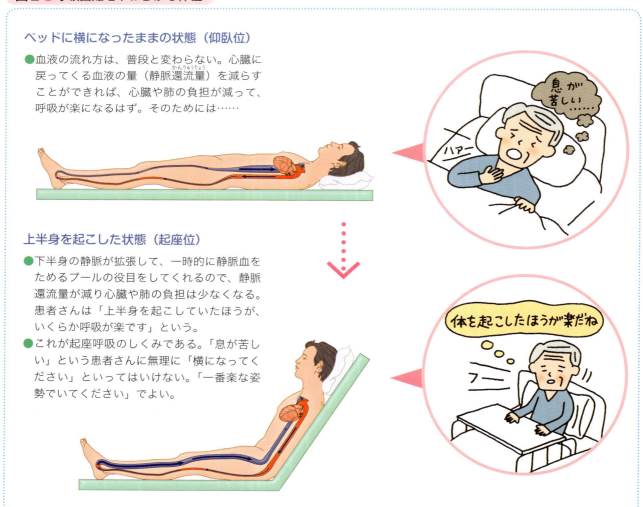

ベッドに横になったままの状態（仰臥位）
- 血液の流れ方は、普段と変わらない。心臓に戻ってくる血液の量（静脈還流量）を減らすことができれば、心臓や肺の負担が減って、呼吸が楽になるはず。そのためには……

上半身を起こした状態（起座位）
- 下半身の静脈が拡張して、一時的に静脈血をためるプールの役目をしてくれるので、静脈還流量が減り心臓や肺の負担は少なくなる。患者さんは「上半身を起こしていたほうが、いくらか呼吸が楽です」という。
- これが起座呼吸のしくみである。「息が苦しい」という患者さんに無理に「横になってください」といってはいけない。「一番楽な姿勢でいてください」でよい。

気管支喘息

　発作時の咳や喘鳴（「ぜいめい」は誤り）が軽いからと油断しないことが第一です。これまでの発作時の症状や呼吸困難の程度と比べ、慎重に対処します。

　薬物療法では$β_2$刺激薬の吸入やネブライザー、気管支拡張薬、副腎皮質ステロイド薬、アドレナリンなどが選択されます。

自然気胸

　やせた若い男性に多い疾患です。

　症状を正確に把握することに主眼をおいて、胸郭の動きの左右差、上前胸部の皮下気腫の有無、呼吸音の左右差を観察してください。肺の虚脱率 用語 が10％以下ならば外来で経過観察、虚脱率が15％以上ならば胸腔ドレーンの挿入となります。

急性肺動脈血栓塞栓症

　長期臥床や骨盤部の術後では下肢の深いところの静脈に血の塊ができ（深部静脈血栓）、それが血流に乗って流れていき肺の血管に詰まった、きわめて危険な状態です。

　急性期は呼吸管理と血栓を溶かす治療、新たな血栓による再発予防が重要で、抗凝固薬や血栓溶解薬が用いられます。

過換気症候群

　不安などの精神的ストレスや、疲労などが引き金になって過呼吸になり、「息が吸えない」「胸が苦しい」「手足がつる」という症状を呈します。

　この疾患だと診断がつけば「心配ありませんよ」と安心させ、息をこらえたり、ゆっくりと呼吸することを勧めます。

呼吸困難

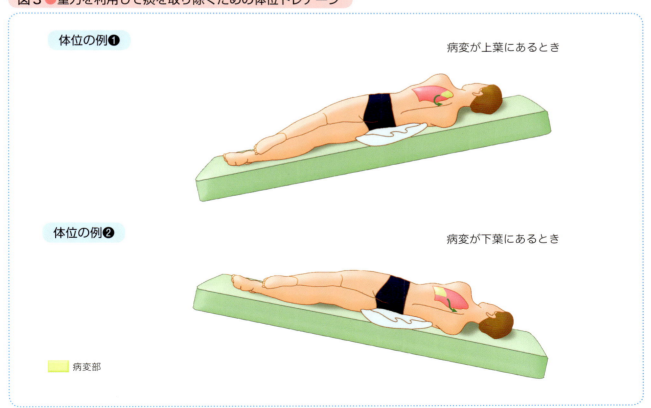

図3 ● 重力を利用して痰を取り除くための体位ドレナージ

体位の例❶　　　病変が上葉にあるとき

体位の例❷　　　病変が下葉にあるとき

病変部

看護につなげる豆知識

昔ながらの名前と医学的な表現

　体のいろいろな部分には、昔ながらの名前があります。高齢の患者さんが使う言葉に、「それはどこのことですか？」といちいち聞き返していたのでは医療人としての信用を失ってしまいます。医学的にはどう表現するかを知っておくことが必要です。

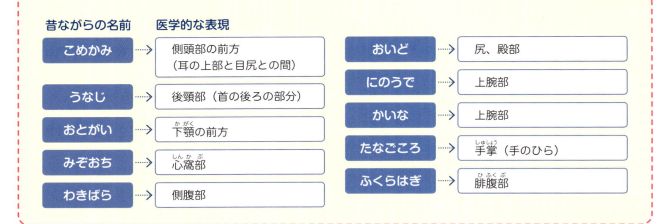

昔ながらの名前	医学的な表現
こめかみ	側頭部の前方（耳の上部と目尻との間）
うなじ	後頸部（首の後ろの部分）
おとがい	下顎の前方
みぞおち	心窩部
わきばら	側腹部
おいど	尻、殿部
にのうで	上腕部
かいな	上腕部
たなごころ	手掌（手のひら）
ふくらはぎ	腓腹部

咳嗽（咳）
がいそう（せき）

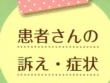

患者さんの訴え・症状

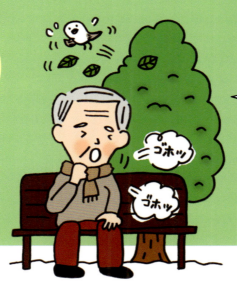

咳が出る
（ゴホンゴホン、コンコン）

咳が止まらない

●症状の定義と特徴

"せき"は"咳"と書きます。もう少し難しくいえば"咳嗽"。「咳って知っていますか？」と聞けば、100人中100人が「カゼなどのときにゴホンゴホンと出るもの」なんて答えるでしょう。でもそれが、何のために、どのようにして出てくるのかを正確に答えることはできますか。

呼気を爆発的に吐き出すことにより、気道内のゴミなどの異物や痰は、呼気と一緒に体外に放出されます。つまり"咳"とは、呼気を一気に吐き出すことによって、気道の掃除をする行為で、生体防御反射の1つなのです。

ここで、1つ咳をしてみてください。それを文章と絵で表現してみると、図1のようになります。ここでは、呼気が爆発的に吐き出されることと、そのためには、かなりエネルギーが必要だという点に注目してください。

図1 ●咳の運動

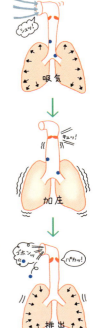

❶ まず、すばやく息を吸う（吸気）

❷ 肺に空気が入ったところで息が止まり、ほんのわずかな時間、声門が閉じて"息こらえ"の状態が生じる（加圧）

❸ 声門が一気に開放され、肺の中の空気が急速に吐き出される（排出）

●症状が起こるしくみ

咳の引き金になる刺激と咳反射

咳が生じるのは、気道（エアウェイ：airway）に以下のような刺激があったときです。

① 機械的刺激（例：異物や痰による刺激）
② 化学的刺激（例：刺激性のガスやタバコを吸ったときの刺激）
③ 物理的刺激（例：急に冷たい空気を吸ったときの刺激）

「咳を引き起こす刺激があると、咳反射が起こり、咳が出る」となります。

反射は、受容体（レセプター）→中枢→効果器という機構（これを反射弓といいます）から成り立っています（図2）。これを咳に当てはめてみましょう。

咳の受容体とは、気道の壁にある、上記で述べた機械的、化学的、物理的刺激を感知する装置です。そこで感知した、例えば「ゴミが入った！」という情報は、迷走神経の求心路 用語 を通って上っていき、延髄にある咳中枢に到達します。

そして延髄から「咳をしてゴミを出してしまえ！」という命令が、遠心路 用語 を下って咳の運動に関連する効果器 用語 の肋間筋、横隔膜、声門などに伝わり、そこで「ゴホン」と咳が出るのです（図3）。

図2 ●咳の反射弓

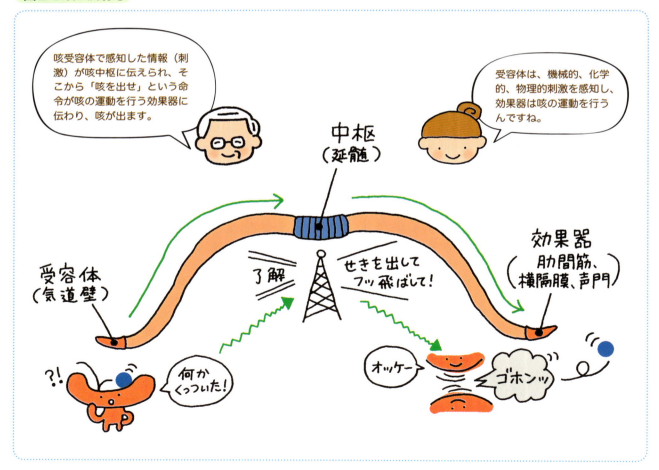

用語 p.161～173の用語解説を参照

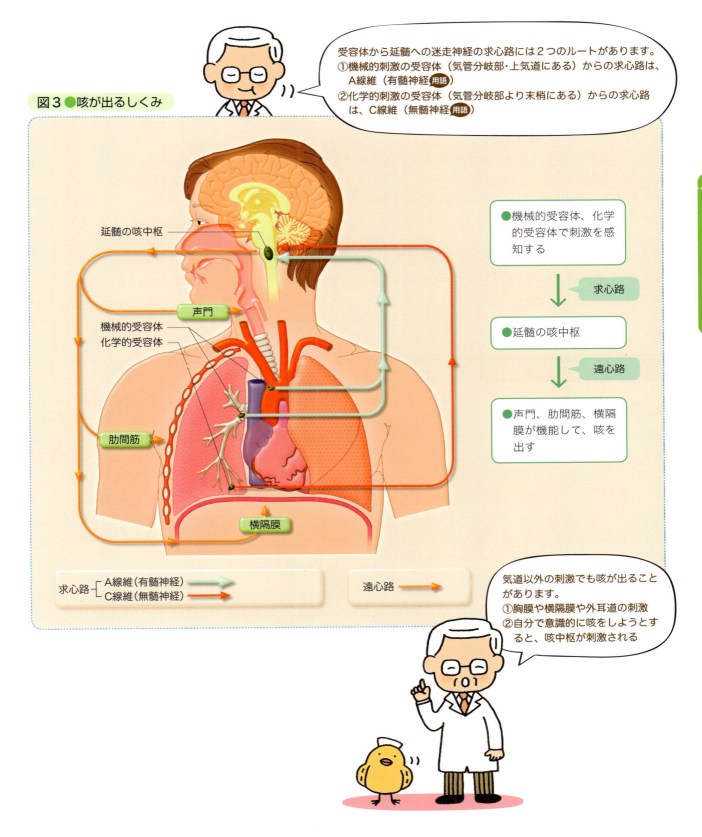

咳の原因となる病態

咳は、①湿性咳嗽（痰のからむ咳）と②乾性咳嗽（痰のからまない、コンコンと乾いた感じのカラ咳）に分けられます。

① 湿性咳嗽：気道の炎症や浮腫があったり、気道内に滲出液がある場合
② 乾性咳嗽：間質性肺炎、肺線維症、気道の外からの圧迫など

そのほかに特殊な咳として、けいれん性咳嗽（横隔膜や肺門部の疾患）、犬吠様咳嗽（ジフテリアなど）などがあります。

これら咳の原因となる疾患はたくさんあります。主なものを湿性咳嗽と乾性咳嗽に分けて、**表1**に示しました。

●観察とケアのポイント

咳の種類

痰がからむ咳（湿性咳嗽）では、必ず痰の色や臭いを確認します（**表2**）。

咳の起こり方

「1日のうちで、いつが一番、咳が出ますか？」「季節的には、いつ咳が出やすいですか？」「職場と家庭とでは、どちらが咳が出やすいですか？」といった質問が大切です（**図4**）。

そのほかには、喉のあたりの浅いところから出る咳か、肺の深いところから出る咳か、咳の強さや頻度、反復性、経過などについても、医療面接や観察で確認しましょう。医療面接では、既往歴も確認する必要があります。既往歴、職歴、生活習慣などから、咳の原因を推察できるからです（**表3**）。

表1 ●咳の原因となる主な疾患

湿性咳嗽	
1 鼻疾患	●鼻ポリープ ●後鼻漏（鼻汁が喉に回ること）
2 感染 （上気道〜肺）	●気管支炎 ●肺炎（細菌性、ウイルス性） ●肺化膿症 ●肺結核 ●非結核性抗酸菌症 ●肺真菌症　など
3 閉塞性肺疾患	●慢性気管支炎 ●びまん性汎細気管支炎 ●気管支喘息　など
4 気管支や 肺の構造の変化 （多くは炎症を合併）	●気管支拡張症
5 腫瘍	●肺がん（肺胞上皮がん）など
6 心疾患	●左心不全による肺水腫
7 消化管疾患	●胃食道逆流症（逆流性食道炎）

乾性咳嗽	
1 感染（上気道〜肺）	●咽頭炎 ●マイコプラズマ肺炎
2 閉塞性肺疾患	●肺気腫
3 拘束性肺疾患など	●肺線維症 ●間質性肺炎 ●塵肺 ●過敏性肺臓炎 ●肺好酸球増多症候群 用語
4 腫瘍	●肺がん ●良性腫瘍 ●胸膜中皮腫
5 胸膜疾患	●胸膜炎 ●自然気胸
6 刺激性気体の吸入	●喫煙 ●各種ガス
7 薬物	●アンジオテンシン変換酵素 （angiotensin converting enzyme：ACE）用語 阻害薬
8 精神神経性	●不安神経症

表2 ● 湿性咳嗽の痰の性状と考えられる疾患

性状	考えられる疾患
黄色で緑がかった痰	● 気管支炎 ● 肺炎 ● 気管支拡張症
悪臭のある膿のような痰	● 肺化膿症 ● 気管支拡張症
粘液性の痰	● マイコプラズマ、またはウイルス感染
漿液性（しょうえきせい）で泡の多いピンク色の痰	● 左心不全による肺水腫
血痰（けったん）	● 慢性気管支炎 ● 気管支拡張症 ● 肺がん ● 肺炎 ● 肺結核

表3 ● 医療面接から推察できる咳の原因

既往歴、職歴、生活習慣	咳の原因
副鼻腔炎（蓄膿症）	後鼻漏による咳
心疾患	左心不全による咳
トンネル工事・石屋	塵肺（じんぱい）による咳
アスベスト（石綿）の取り扱い	胸膜中皮腫
ヘビースモーカー・有毒ガスの取り扱い	刺激性気体による咳
高血圧で内服治療中	アンジオテンシン変換酵素阻害薬による咳
神経症の既往・現在ストレスあり	精神的な原因の咳

図4 ● 咳の出る時間帯と病態

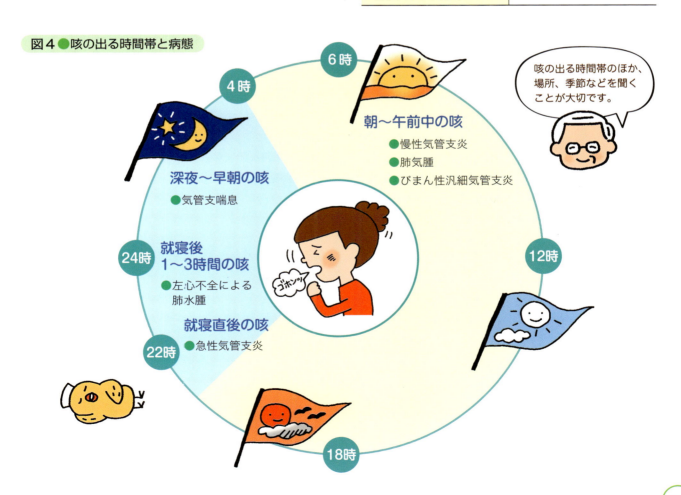

朝〜午前中の咳
- 慢性気管支炎
- 肺気腫
- びまん性汎細気管支炎

深夜〜早朝の咳
- 気管支喘息

就寝後1〜3時間の咳
- 左心不全による肺水腫

就寝直後の咳
- 急性気管支炎

咳の出る時間帯のほか、場所、季節などを聞くことが大切です。

原因を除去する

咳の原因を確かめて、除去できるものであれば、まず、原因除去を考えなければなりません。例えば、アンジオテンシン変換酵素（angiotensin converting enzyme：ACE）阻害薬という降圧薬を服用すると、人によっては「カラ咳が出る」と訴えることがあります。そういうときは、ほぼ同様の作用があるアンジオテンシン受容体拮抗薬（angiotensin receptor blocker：ARB）という降圧薬に変更すると、咳は出なくなります。

この場合、患者さんは咳と薬の間に関係があるとは思っていないことがあるので、医師に「患者さんが『カラ咳が出る』と言っています」と報告すれば、処方が変更されて一件落着となります。

薬を処方してもらう

対症療法的に、医師から咳止めの薬（鎮咳薬）を処方してもらう方法があります。

咳はそれ自体苦痛ですし、そのために不眠をきたしたり、体力を消耗したりします。しかし、咳の目的が痰や異物の喀出にある場合は、それらを積極的に出してしまったほうがよいことになります。その場合は100％咳を止めるべきかどうかが問題です。

痰や異物を楽に喀出するためには、ネブライザー 用語 や部屋に加湿器を置くといった処置で気道を加湿することや、「呼吸困難」で述べた体位ドレナージ（p.7参照）を行うことなどが必要になります。

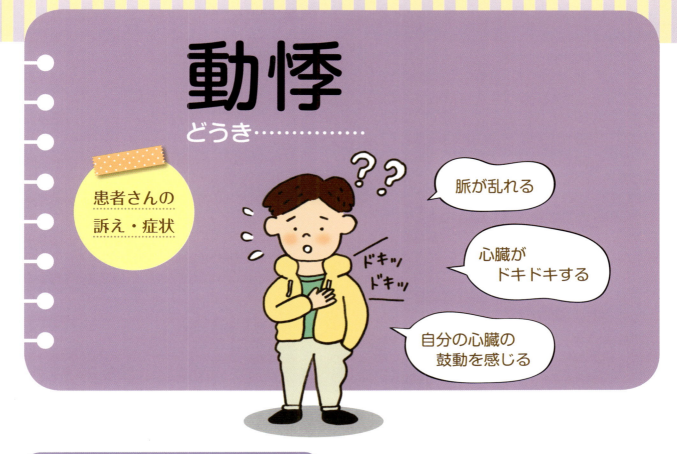

●症状の定義と特徴

動悸とは、普通は感じないはずの自分の心臓の鼓動を自覚することです。

例えば、体育のテストで全力疾走した後は、フウフウ、ドキドキがすぐにはおさまりません。このドキドキが動悸です。たくさんの人が集まって、これから話しはじめようとしているあなたに注目しています。そんなとき「失敗したら大変だ！」と思うと、緊張のあまりドキドキして、まさに心臓がノドから飛び出してきそうですね。

動悸は、本人が感じるだけで、周りの人が外から見て「今、この人は動悸を感じているのかどうか」はまったくわかりません。動悸は自覚症状であって、他覚所見 用語 ではないのです。

「動悸があります」と訴えてくる人は、むしろほんのわずかです。「ドキドキドキと脈がいつもより速く感じる」「突然、心臓がタタタタタッと速くなる」「ドッキーン、ドッキーンとゆっくり大きく打つ」「ドキン、ドキ、ドドドッと、まったく規則的ではない」「ドキン、ドキン、ドキン、ドキンと正確に打った後、一瞬、心臓が止まって、そのすぐ後にドッキーンと大きく感じてから元に戻った」など、患者さんの表現はさまざま。いずれも"動悸"と呼んでいいはずです。

「動悸（一瞬、心臓が止まる感じ）」というように、症状を集約する言葉に、実際の患者さんの言葉も加えて記載しておくと、スタッフどうしの意思の疎通によい効果を生むでしょう。

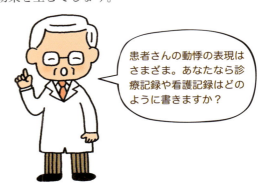

患者さんの動悸の表現はさまざま。あなたなら診療記録や看護記録はどのように書きますか？

用語 p.161～173の用語解説を参照

●症状が起こるしくみ

「動悸の原因となる疾患は……」というのは間違いです。すでに述べたように、健康な人でも動悸を感じるのですから、表1に示したように、動悸の自覚＝疾患であるとは限りません。

生理的（病的ではない）原因によるものは表1で示した例のような状態ですから省略して、疾患による動悸について述べましょう。知っておいていただきたいのは、動悸の原因となるような疾患があっても、すべての人がそれを自覚するとは限らないことです。脈が乱れたとしても、本人が気づかなければ動悸として認知はされません。

心疾患によるもの

動悸というと、心臓のトラブルと考えるのは当然のこと。特に不整脈、つまり脈の乱れを動悸と感じるのは理にかなっています。図1を見ながら、ちょっと生理学を復習しましょう。

心臓は、どうして本人が眠っていても規則的に動くのでしょうか。それは心臓に自動能用語があるからです。自動能のもとは、ペースメーカーである洞結節にあります。

例えば、洞結節が電気的興奮用語を1回起こしたとします。その興奮は、洞結節からスタートして刺激伝導系という電気の線のようなところを伝わって心室の方向に伝播します。そしてまず房室結節に入り、その下のヒス束（ヒスは人名）、左右の脚、プルキンエ線維（プルキンエは人名）と伝わって、心室の心筋に電気的興奮が届くと、それを受けて筋肉が収縮するというしくみです。

つまり、1分間に60回、洞結節が電気的興奮を起こせば、60回心筋が収縮するので、心拍数は60/分になります。

① 発作性上室性頻脈

頻脈用語性不整脈の1つに、発作性上室性頻脈（頻拍）があります（図2）。これは、洞結節から出た電気的興奮が、心房あたりでクルクルと小さく円を描い

表1 ●動悸の原因

生理的原因によるもの（病気ではない）
●激しい運動 ●精神的ストレス ●興奮　　　　　　　　　　　　　など

疾患によるもの			
心疾患によるもの		心疾患によらないもの（二次性）	
不整脈によるもの	●頻脈性（または頻拍性）不整脈 ●徐脈性（または徐拍性）不整脈 ●期外収縮 ●心房細動	心因性	●パニック障害（心臓神経症） ●過換気症候群 ●不安神経症
不整脈によらないもの	●大動脈弁閉鎖不全症 ●先天性心疾患 ●虚血性心疾患 ●心筋症 ●心不全	心因性以外のもの	●貧血 ●発熱 ●甲状腺機能亢進症 ●褐色細胞腫 ●薬物

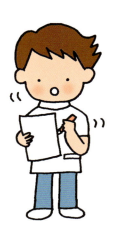

てしまい、クルクルの1回転ごとに心室に電気的興奮を伝えるので、心室には1分間に130回以上も収縮命令が届いてしまうことになります。こうなると当然、人は動悸を訴えたり「心臓が踊るようだ」という表現になったりします。

そしてクルクルのサイクルが止まって電気的興奮の伝わり方が元に戻れば、また何事もなかったように普段の心拍数に戻ります。

② 房室ブロック

徐脈性不整脈に房室ブロック 用語 があります（**図3**）。これはⅠ度からⅢ度のレベルに分かれます。ここではⅡ度を例にとりましょう。

Ⅱ度房室ブロックとは、興奮伝導系の電気の線がサビついていて、ちゃんと伝わることもあれば、うまく伝わらないこともあるという状態を表しています。

例えば、4回の電気的興奮のうち、3回はちゃんと伝わり1回はうまく伝導しなかったとすると、「動悸（脈が3回に1回抜け落ちる）」という記載になります。

③ 大動脈弁閉鎖不全症

不整脈に由来しない動悸の例として、大動脈弁閉鎖不全症（**図4**）を取り上げましょう。
大動脈弁は左心室の出口の弁です。これが閉鎖不全（出口の扉がきちんと閉まらず、隙間があいている状態です）になれば、1回の拍出で送り出した血液のうちの何割かが、（せっかく送り出したのに）また左心室に逆戻りしてしまいます。

そして、次の左心室の拍出のときには、逆流した血液の分までヨッコラショッと送り出すことになります。このような状態のときに、大動脈の根元で内圧を測定してみると、収縮期と拡張期の圧差（脈圧 用語 ）が大きくなるので、ドッキーン、ドッキーンと感じます。

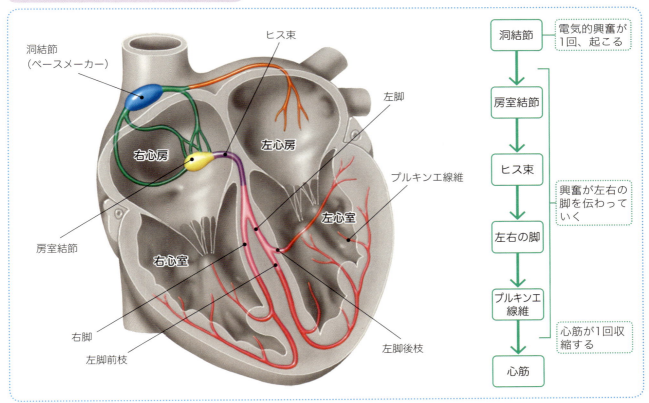

図1● 心臓が動くしくみ（興奮伝導系）

図2 ● 発作性上室性頻脈

● 洞結節から出た電気的信号が心房あたりでクルクルと円を描いてしまい、心室には1分間に130回以上も収縮命令が届いてしまう状態。

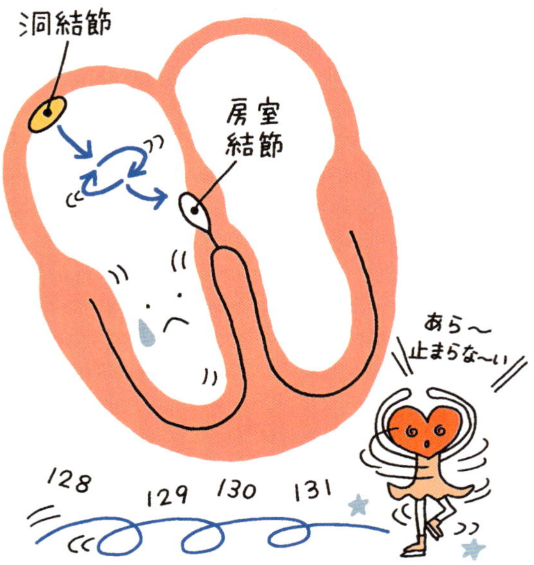

図3 ● Ⅱ度房室ブロック

● 興奮伝導系の電気の線がサビついてしまい、ちゃんと伝わることもあれば、うまく伝わらないこともある状態。

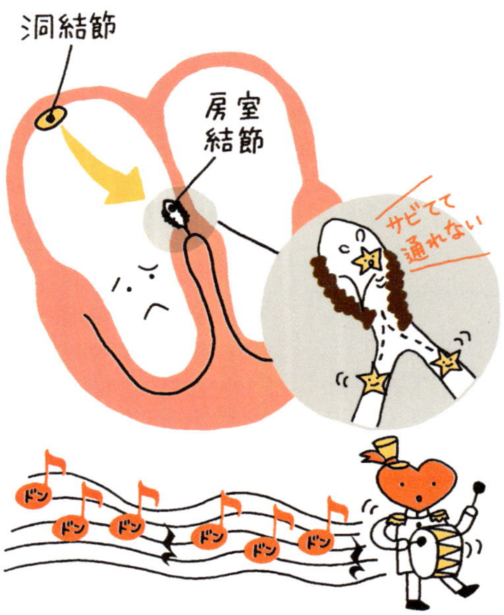

図4 ● 大動脈弁閉鎖不全症

● 大動脈弁がきちんと閉まらず、隙間があいている状態で、左心室は通常の拍出量に加えて逆流した血液の分まで送り出さなければならない状態。

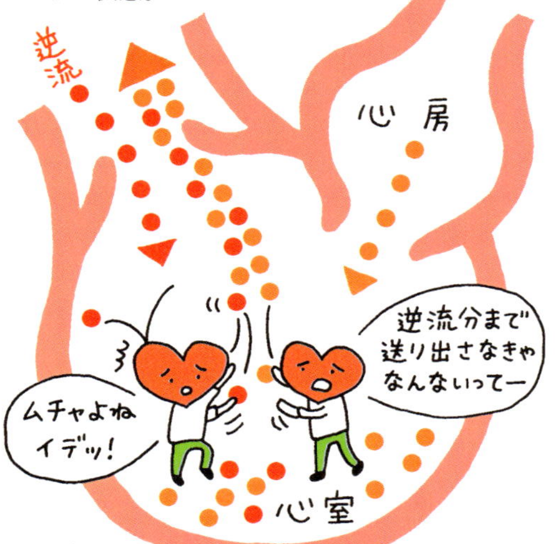

心疾患によらないもの（二次性）

① 心因性

　心因性というのは、心臓に原因があるという意味ではありません。この「心」は、ココロのほうです。

　心臓神経症とは、いくら調べても心臓には病気がなく、精神的に不安定になって動悸を感じるというものです。これに近い状態が、健康な人でも起こります。夜、暗いベッドの中で心配事がフッと思い浮かんだときに、ドキドキと感じることです。

② 心因性以外

　心因性以外の例として、甲状腺機能亢進症（こうじょうせんきのうこうしんしょう）と褐色細胞腫（かっしょくさいぼうしゅ）を挙げましょう。

　甲状腺機能亢進症は、甲状腺ホルモンが過剰に分泌されてしまう状態です。よって、発汗（はっかん）、体重減少、手のふるえ、脈圧の増大などとともに、頻脈や動悸もこの病気に特徴的な症状です。

　甲状腺ホルモンが多すぎると、全身の代謝 用語 亢進（こうしん）

してしまうので、いわば四六時中ジョギングをしているのと同じ状態になると考えてください。

甲状腺機能亢進症の診断の糸口は、これらの症状と下垂体から分泌される甲状腺刺激ホルモン（TSH：thyroid stimulating hormone）の血中濃度が低値であることです。

褐色細胞腫は、副腎髄質で作られるホルモンのアドレナリンやノルアドレナリンなどを分泌する腫瘍です。ですから、高血圧や心拍数増加など、これらのホルモンの元来の作用による症状が出るのは至極当たり前のことです。

褐色細胞腫の診断の糸口は、アドレナリンやノルアドレナリンの代謝産物である尿中のバニリルマンデル酸、メタネフリン、ノルメタネフリンなどを測定して、これらが高値であれば、本症を疑います。

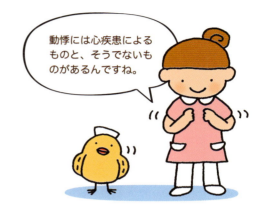

動悸には心疾患によるものと、そうでないものがあるんですね。

●観察とケアのポイント

脈拍をみる

患者さんはいろいろな言葉で症状を表現します。それを動悸と判断したら、まず、脈拍を触診してください。脈拍数だけをみるのであれば、15秒間の脈拍数を4倍すれば十分です。

しかし、不整脈の有無をみるには60ないし120秒間の脈拍を触診し、その間にどのような不整脈が、どの程度出現するかを観察しなければなりません。

脈拍のとり方のコツを図5に示しました。

心電図をとる

不整脈の場合は、それがどんな種類の不整脈であるかを確認する必要があります（図6）。それには、心電図が必須です。

その不整脈が、しばしば出るものであれば、心電図を記録に残すことは容易です。しかし、たまにしか出現しないのであれば、不整脈が出たときにすぐ、心電図を記録しなくてはなりません。心電図をとれなくては、看護師は務まりません。

そこで不整脈が確認できなければ、24時間連続心電図（ホルター心電図：ホルターは人名）を装着することになるでしょう。

聴診を行う

聴診器は医師だけのものではありません。不整脈や心雑音の確認、血圧測定には、聴診器が役立ちます。

心房細動で心拍数が多い場合は、心室が血液で満たされないうちに収縮が起こってしまいます。いわば心臓が空回りの状態になって、心不全になる可能性があります。そのようなときは、心拍数は多いけれど、血管内には十分な血液を送り込めないため橈骨動脈の脈拍数は少ないという現象が起こります。これを確認するには、1人が聴診器で心拍数を、もう1人が橈骨動脈の脈拍数を、同時に1分間測定します。

不安感を和らげる

動悸の原因はいろいろです。その原因追及はドクターに委ねることにします。

心因性のことも多く、患者さんの訴えに対して共感の態度を示すことは好ましいのですが、熱心に傾聴するあまり患者さんの不安感をかき立ててしまわないようにしなければなりません。

［心拍数］－［橈骨動脈脈拍数］を"脈拍欠損"といいます。脈拍欠損が多いほど心臓の空回り回数が多いことになるため、心不全になりやすいのです。

動悸

図5 ●脈拍のとり方

❶ 脈拍をとる人は、第2、3、4指の先をそろえて、指先より少し掌側(しょうそく)で脈拍をみる

❷ 橈骨動脈(とうこつどうみゃく)の拍動を探すには、患者さんの手を、前腕から先をまっすぐにして、第2指（人さしゆび）、第3指（中ゆび）が接している線を、肘に向かって仮想延長した手首部分を探る。

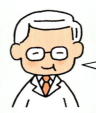

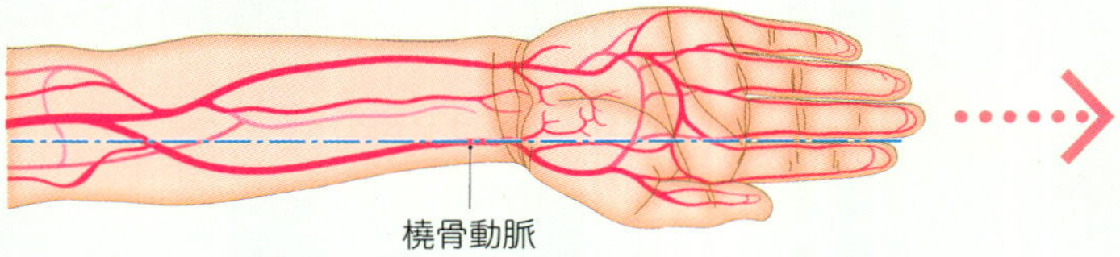

不整脈の有無をみるには、60ないし120秒間の脈拍を触診します。

❸ 探るときは手関節を背屈(はいくつ)させる。

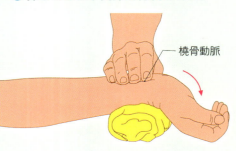

橈骨動脈

図6 ●脈拍のいろいろ

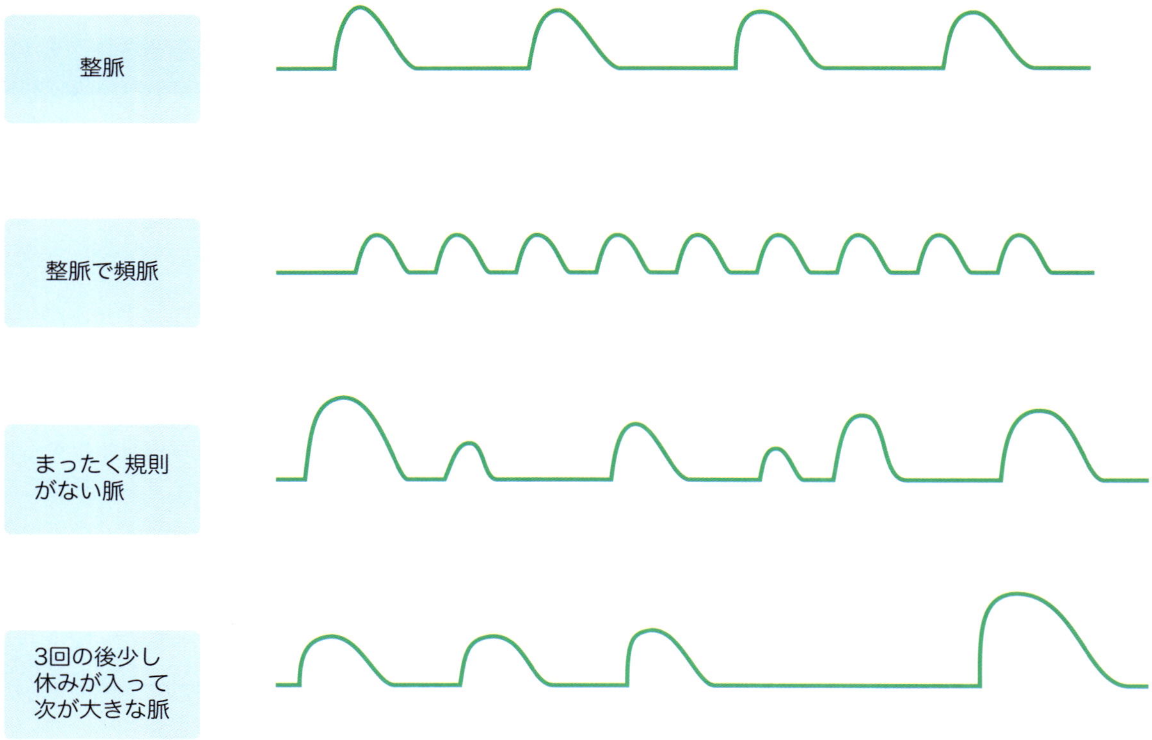

整脈

整脈で頻脈

まったく規則がない脈

3回の後少し休みが入って次が大きな脈

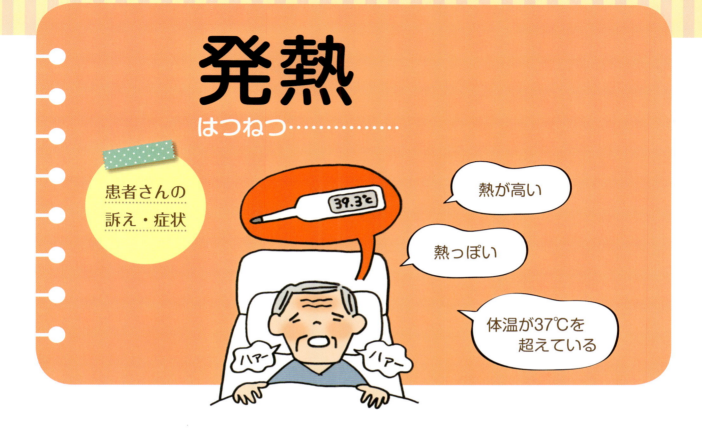

発熱
はつねつ

●症状の定義と特徴

健康な人の中心体温（右心房の血液の温度）は37℃にセットされていて、日内変動はせいぜい0.6℃以内です。そして、これを調節するコントロールセンターは脳の視床下部にある体温調節中枢です。

このコントロールセンターは、熱産生系と放熱系とのバランスを上手にとって、中心体温が一定になるようにしています。

例えば、「おお、寒い！」というときは、ふるえが止まりません。この筋肉のふるえは、熱産生を目的としたものです。また、「ああ、暑い！」というときは、汗がダラダラ出ます。この発汗は放熱を促進しようというカラダの反応です。これらの現象のモトはすべて体温調節中枢が出す命令の結果なのです。

健康な日本人の腋窩（わきの下）で測定した平均体温は36.89±0.34℃とされています。しかし、健康人でも体温が高めの人もいますし、高齢者では低めであったりもします。女性では月経終了後1週間くらいで体温が上昇して、次の月経開始まで高体温相が続きますが、これも異常ではありません。体温の日内変動は、午前2～3時ごろが最も低く、午後3～5時ごろが最も高くなります。

発熱とは、「視床下部の体温調節中枢における体温設定温度が高く設定されてしまった結果、生じる体温の異常上昇である」と定義されます。実際の体温の値では、37℃が1つのめやすです。

体温計や体温記録用のグラフ用紙で、37℃の線だけ色がついていたり、太くなっているのを見たことがあるでしょう。これは信号でいえば黄色、注意信号です。

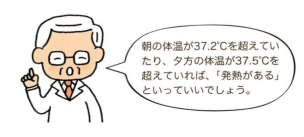

●症状が起こるしくみ

発熱の3つの「なぜ」

① なぜ、熱が出るのか

それは、視床下部の体温調節中枢における温度が、高く設定されてしまうからです。

② なぜ、温度が高く設定されてしまうのか

それは、体内で産生された発熱物質が、視床下部の体温調節中枢に作用するからです。

③ なぜ、体内で発熱物質が産生されるのか、発熱物質とはどのようなものか

発熱物質には、内因性発熱物質と外因性発熱物質があります。多くの場合、外因性発熱物質が白血球をはじめとする何種類かの細胞に作用して、発熱性サイトカイン用語を産生させ、このサイトカインが視床下部の体温調節中枢にはたらくのです。

代表的な例として、グラム陰性桿菌による感染の場合を示しましょう。

グラム陰性桿菌の菌体にあるリポ多糖類がマクロファージに作用すると、マクロファージはTNF-α（tumor necrosis factor：腫瘍壊死因子α）というサ

図1 ●感染症における発熱

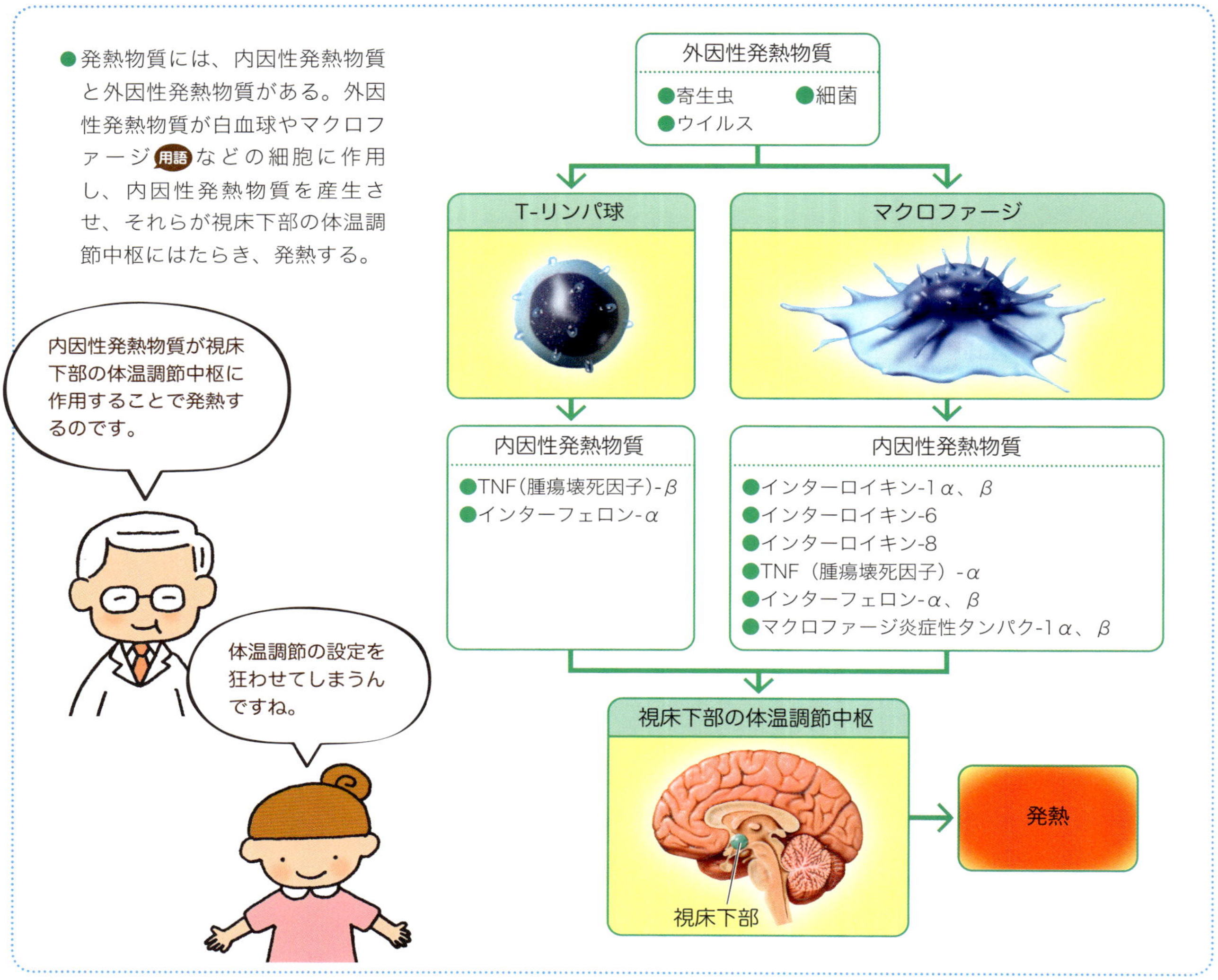

● 発熱物質には、内因性発熱物質と外因性発熱物質がある。外因性発熱物質が白血球やマクロファージ用語などの細胞に作用し、内因性発熱物質を産生させ、それらが視床下部の体温調節中枢にはたらき、発熱する。

内因性発熱物質が視床下部の体温調節中枢に作用することで発熱するのです。

体温調節の設定を狂わせてしまうんですね。

外因性発熱物質
- 寄生虫
- 細菌
- ウイルス

T-リンパ球

マクロファージ

内因性発熱物質
- TNF（腫瘍壊死因子）-β
- インターフェロン-α

内因性発熱物質
- インターロイキン-1α、β
- インターロイキン-6
- インターロイキン-8
- TNF（腫瘍壊死因子）-α
- インターフェロン-α、β
- マクロファージ炎症性タンパク-1α、β

視床下部の体温調節中枢

視床下部 → 発熱

用語 p.161〜173の用語解説を参照

イトカインを産生します。このTNF-αが視床下部にはたらいて、体温調節中枢の設定を狂わせるのです。

つまり、ここではグラム陰性桿菌のリポ多糖類が外因性発熱物質であり、TNF-αが内因性発熱物質ということになります。感染の場合の、発熱のしくみの概要を図1に示しました。

発熱性サイトカインとしては、図1に示した以外にもたくさんの種類があります。そして、これらは外因性発熱物質により作られるものばかりではありません。悪性腫瘍や膠原病やアレルギー性疾患では、腫瘍細胞や炎症細胞がいろいろなサイトカインを産生し、そのために熱が出るのです。

「○○の症状を呈する疾患にはどのようなものがあるか」というテーマが与えられたときに、疾患を1つずつ思い出すのは賢明な方法ではありません。まず、大きく括って考えるためには、どんな分類方法があるかを思い出すことです。

例えば感染症であれば臓器ごとに分類するのか、あるいは病原体ごとに分類するのか、というようにです。

発熱をきたす疾患にはどのようなものがあるかを考えるときは、まず大きく、**1**感染症、**2**悪性腫瘍、**3**膠原病・アレルギー、**4**その他、の4つに分類しましょう。そして、それぞれの例として、いくつかの疾患を表1に示しました。もちろん、疾患数はもっともっとたくさんあります。

表1 ● 発熱をきたす疾患の分類

分類		主な疾患例
1 感染症	全身性感染症	● 敗血症　● 伝染性単核球症 ● 感染性心内膜炎　● サイトメガロウイルス感染症 ● 粟粒結核 ● マラリア
	呼吸器感染症	● 上気道炎　● 膿胸 ● 気管支炎　● オウム病 ● 肺炎　● インフルエンザ ● 胸膜炎
	消化器感染症	● 腸炎　● 腹膜炎 ● 胆嚢炎　● 肝炎 ● 虫垂炎
	中枢神経感染症	● 脳炎 ● 髄膜炎
	生殖器感染症	● 骨盤内感染症など
	皮膚、軟部組織、骨の感染症	● 皮下膿瘍 ● 骨髄炎
2 悪性腫瘍		● がん　● 悪性リンパ腫 ● 白血病
3 膠原病・アレルギー		● 全身性エリテマトーデス　● 関節リウマチ ● 結節性多発動脈炎　● 薬物アレルギー
4 その他		● 甲状腺機能亢進症 ● 亜急性甲状腺炎 ● 脳幹部出血

発熱

●観察とケアのポイント

　発熱の患者さんをみた際、ケアで注意すべき点は、"発熱→解熱薬"と短絡的に考えないようにすることです。解熱薬が合わなくて熱が出たり、解熱薬が新たな病態を引き起こすこともあるのです。かつては発熱の様子を知ることが診断の手がかりになるとして、発熱でフーフー言っている患者さんを前にしても熱型（図2）を確認するために解熱薬の使用を控えることもありました。しかし、現在では多くの臨床検査法が開発されたおかげで、患者さんに我慢をしてもらってまで熱型をみようとすることはありません。

　まず、正確な体温、緊急性、随伴症状を確認します。緊急の場合は、とりあえず保冷剤や氷枕、氷のうをタオルでくるんでクーリングすることも1つの方法です。

　緊急性がなければ、医師の指示のもとに熱の原因検索のための一連の手順を開始すると同時に、病態に合致した治療を行うことが理想です。

体温の測定

　体温を測るには、体温計を用います。わが国では長年、水銀体温計を用いて腋窩で測定することが推奨されてきました。腋窩で正確に測定するには、体温計をしっかりわきの下に挟んで10分ほど検温時間をかけないと正確な値は出ません。

　欧米では、腋窩温よりも口腔温や直腸温を測ることが習慣になっています。

　また、最近では時間節約のためもあって、電子体温計や鼓膜式体温計を用いることが浸透しつつあります。鼓膜式体温計の場合、正確に測るには、感知装置がきちんと鼓膜に向いていないと、外耳道の温度を測ってしまいます。解剖学で習うように、外耳道の向きは側頭骨に垂直ではなく、ほんのわずか前のほうに向かっていることを思い出して、角度を調節してください。

　測定場所により、体温に違いがあることも知っておきましょう。腋窩温が最も低く、口腔温はそれより0.1〜0.3℃高い値を示し、直腸温や鼓膜での測定値は口腔温よりさらに0.3〜0.6℃高い値を示します。

発熱の程度と経過

　何度くらいの熱か、微熱（37〜38℃）か、高熱（39℃以上）か、いつから熱が出たのか、急に出たのか、徐々に出たのか、などのことを確かめましょう。

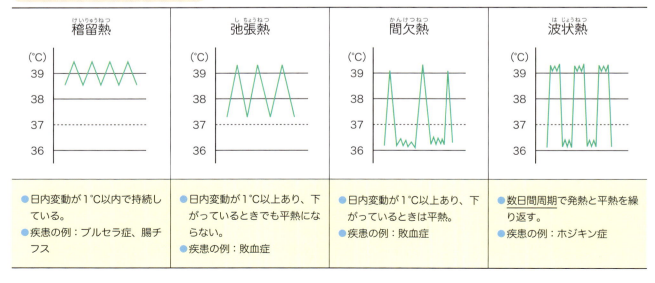

図2 ●熱型とその代表的な疾患

稽留熱	弛張熱	間欠熱	波状熱
●日内変動が1℃以内で持続している。 ●疾患の例：ブルセラ症、腸チフス	●日内変動が1℃以上あり、下がっているときでも平熱にならない。 ●疾患の例：敗血症	●日内変動が1℃以上あり、下がっているときは平熱。 ●疾患の例：敗血症	●数日間周期で発熱と平熱を繰り返す。 ●疾患の例：ホジキン症

熱型

昔の教科書では、熱型（図2）にかなりのページが費やされていました。しかし、解熱薬が簡単に入手できる時代になってからは、薬によって修飾されていない本当の熱型を把握することが難しくなりました。そのため、熱型についての説明は少なくなりつつありますが、一応は知っておくべき言葉です。

熱以外の症状

倦怠感、悪寒戦慄 用語、意識障害、盗汗 用語、リンパ節腫脹、発疹、筋肉痛、関節痛、頭痛、咽頭痛、咳や痰、胸痛、腹痛、下痢、排尿時痛など。

発熱の誘因

発熱の誘因として、職業、海外渡航歴、薬物や化学物質、ペットの飼育などについても慎重に確認しましょう（図3）。

心のなかに悩みやストレスを抱えていないかについても、察してあげられるようになれば、一人前です。多感な年ごろでは、学校に行きたくないから、体温計をこっそり擦って「今日は熱がある！」ということだってあるでしょう。

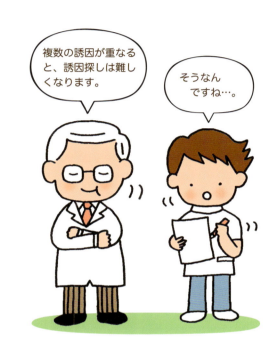

図3● 発熱の誘因例

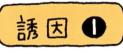

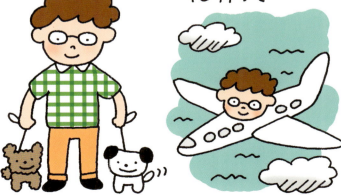

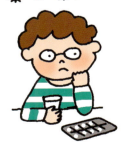

看護につなげる豆知識

原因がよくわからない発熱

　通常の検索では、発熱の原因がよくわからない場合を、不明熱（fever of unknown origin）の頭文字をとってFUOといいます（UnknownではなくUnexplainedという場合もあります）。

　FUOの古典的な定義としては、3週間以上38.3℃以上の熱が続き、1週間の入院検査で、既往歴、身体所見、一般的な血液や尿の検査、培養、X線写真、いくつかの血清学的検査などでも原因が判明しないものをいう、とされていました。

　しかし、検査方法などが進歩した近年では、FUOの定義も変わり、院内FUO、白血球減少FUO、HIV（human immunodeficiency virus：ヒト免疫不全ウイルス）関連性FUOなどと分けて定義されるようになりました。

悪心・嘔吐
おしん・おうと……

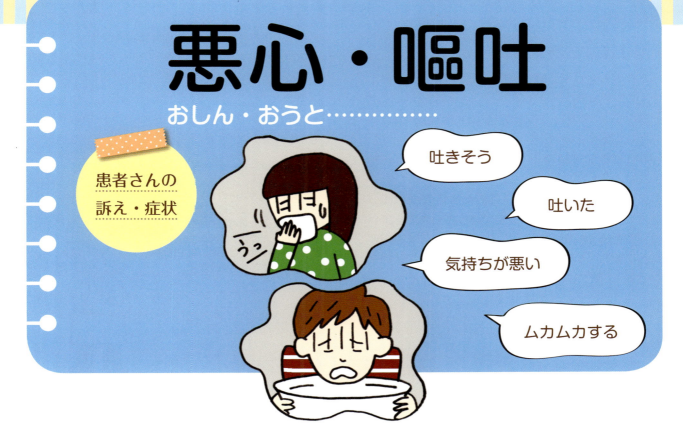

●症状の定義と特徴

悪心

「アクシン」「ワルゴコロ」ではありません。正しい読み方は、「オシン」です。嘔気という言葉もあります。嘔気は「オウケ」でなく、「オウキ」と読みます。

悪心と嘔気は同じ意味です。つまり、吐き気のこと。患者さんは、「悪心があります」とか「嘔気が少し…」とは、決して言わないはずです。「ムカつく」「ムカムカする」「吐きそうになる」「気持ちが悪い」「オェーッとなる」などという言葉で表現するでしょう。

嘔吐

「オウド」ではなく、濁らずに「オウト」と読みます。

嘔吐の意味は簡単で、「吐く」「もどす」こと。正確には、胃や上部小腸の中にあるものが吐き出されることです。もちろん、その量が少なければ口の中まででおさまり、再び嚥下してしまうかもしれません。

嘔吐とよく似た状態として、食道に狭窄があり、それより口側にたまった唾液や食物が口の中に戻ることがあります。これは嘔吐ではなく逆流です。

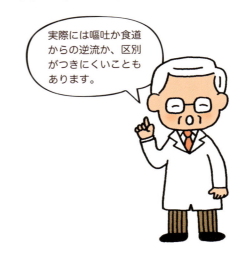

実際には嘔吐か食道からの逆流か、区別がつきにくいこともあります。

●症状が起こるしくみ

嘔吐運動を解析してみると…

みなさんが今度、嘔吐する機会があって、そのとき、もし意識がはっきりしていたら、嘔吐とはどんな運動なのかを観察してください。そんなゆとりはないかもしれませんが……。

嘔吐運動を冷静に、かつスローモーション調に記載すると、以下のようになります。

まず、十二指腸や空腸の上部あたりでは逆蠕動【用語】が生じて、内容物を胃まで押し戻しています。次いで、呼吸が一時的に止まり、腹壁筋が緊張して腹圧が高まります。そして食道と胃の境界にある噴門括約筋が弛緩し、胃の内容物が吐出されます（図1）。

嘔吐の中枢

嘔吐の中枢は、延髄の網様体にあります。その近くの第四脳室底に化学受容器トリガーゾーン（引金帯）といわれる部分があり、嘔吐の発症に深くかかわっています。

例えば、喉の奥に指を突っ込んだときに吐く場合を考えてみましょう。

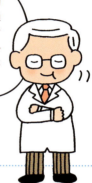

嘔吐のときは声門が閉じて、吐物が気管に入ることを防ぐのが普通です。脳血管障害のある高齢患者さんなどでは、声門の閉鎖が遅れて吐物が気管に入り、嚥下性肺炎を起こすこともあります。

図1 ●嘔吐時の腹部の動き

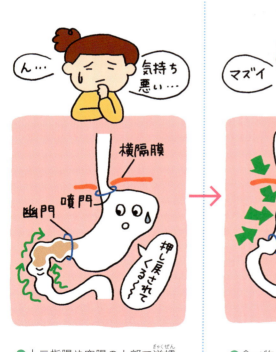

●十二指腸や空腸の上部で逆蠕動が発生。食べた物が逆戻りをはじめる。

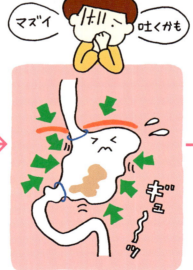

●食べ物が胃に逆戻り。横隔膜が下がり、腹壁筋が緊張して中身が詰まった胃を圧迫する。

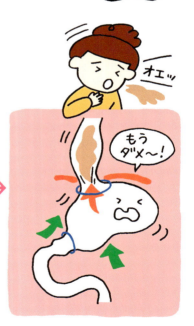

●逆戻りした食べ物は、緩んだ噴門から食道、口腔へと一気に押し出される。

【用語】 p.161〜173の用語解説を参照

咽頭部の刺激は、交感神経や迷走神経の求心路[用語]を通って嘔吐中枢に伝わります。

そして今度は、交感神経や迷走神経の遠心路[用語]を通って、効果器[用語]である上部小腸や胃に伝えられて、嘔吐運動が起こることになります。

嘔吐の中枢への主な刺激を図2に示しました。

悪心・嘔吐があるときに、顔が青白くなったり（難しくいえば「顔面が蒼白になる」）、俗にいうナマツバが出るなどの症状を経験した人もいるでしょう。それは嘔吐中枢のすぐ近くに、これらの随伴症状と関係のある中枢があるからなのです。それらの中枢と悪心・嘔吐に際して、出現しうる症状との関係の例を表1にまとめました。

悪心・嘔吐をきたす疾患

ここでは便宜的に、**1**中枢性のもの、**2**精神・心理的なもの、**3**消化器の異常によるもの、**4**その他、の4つに分類しましょう。大きく分類してから、個々の病態を考えていきます。それぞれの例として、いくつかの疾患を表2に挙げましたが、まだまだたくさんあります。

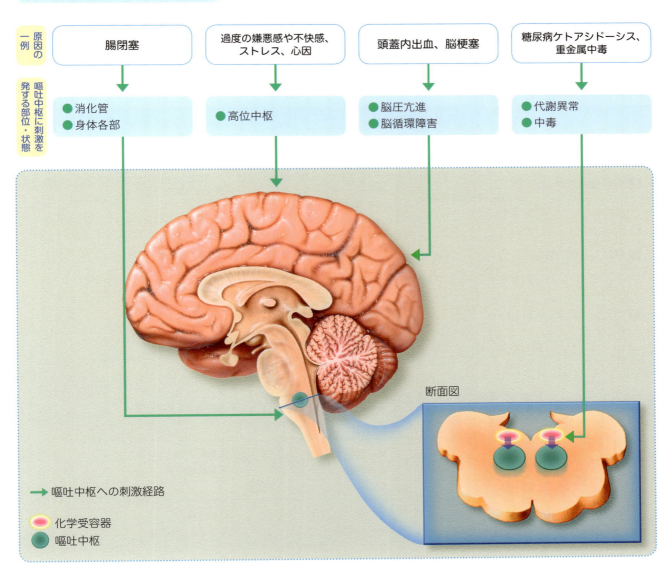

図2 ●嘔吐中枢への主な刺激経路

表1 ● 嘔吐中枢に影響を与える中枢と症状

嘔吐中枢の近くにあって影響を与える中枢	悪心・嘔吐に伴ってみられる症状
1 呼吸中枢	● 頻呼吸（呼吸回数が増えること）
2 血管運動中枢	● 徐脈 用語 ・頻脈 ● 血圧の動揺 ● 顔面蒼白
3 消化管運動中枢	● 下痢 ● 逆蠕動の亢進
4 唾液分泌中枢	● 唾液分泌
5 前庭神経核	● めまい

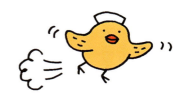

表2 ● 悪心・嘔吐をきたす疾患

分類		疾患例	
1 中枢性のもの	脳圧亢進によるもの	● 頭部外傷 ● 脳腫瘍	● 脳内出血 ● くも膜下出血
	その他の中枢性病変によるもの	● 脳炎 ● 髄膜炎 ● 脳梗塞	● 一過性脳虚血発作 ● 片頭痛 ● 低酸素状態
2 精神・心理的なもの		● 神経症 ● うつ状態	● 過度の緊張や嫌悪感 ● 拒食症
3 消化器の異常によるもの		● 急性胃炎 ● 急性腸炎 ● 胃潰瘍 ● 幽門狭窄	● 腸閉塞 ● 急性肝炎 ● 胆石症
4 その他	薬物や毒素による中毒	● 薬物（ジギタリス、モルヒネ、アミノフィリンなど） ● 肝不全 ● 毒物 ● 重金属	● 抗がん薬 ● 食物アレルギー薬
	代謝・内分泌異常	● 尿毒症 ● 食中毒 ● 糖尿病ケトアシドーシス 用語	● 副腎不全 ● 電解質失調
	上記以外のもの	● 妊娠 ● 乗り物酔い ● メニエール症候群	● 緑内障 ● うっ血性心不全 など

●観察とケアのポイント

　観察とケアのポイントは、ひとまとめにして述べます。それは観察とケアとを同時進行させなければならないことがあるからです。

体位を調整する

　悪心のほうはともかくとしても、嘔吐の場合、状況によっては吐物が気道に詰まって窒息する可能性があります。ですから、嘔吐している状態をのんびり観察しているのではなく、サッと気道を確保する動作を開始しなければならないのです。

　嘔吐した人の意識が薄れている場合、仰臥位（あお向け）では吐物が気道に入りやすいので、体を側臥位（横向き）にすれば吐物は気道に入らず、顎を突き出すような体位にすれば、呼吸もスムーズにできるはずです（図3）。

　もちろん、それほど緊急性がなければ、患者さんの話を聞いたり体の状況を観察するゆとりがあります。

環境を調整する

　悪心がある場合、患者さんは気分がよくないうえに、もっと状況が悪化して嘔吐にまで進展するのではないかと不安に思っています。さらに嘔吐に対する準備のないところでは、あたりに吐物をぶちまけてしまうのではないかという不安も重なるでしょう。

　そこでまず、嘔吐しても心配のないよう吐物を処理する容器を準備し、その用意ができていることを患者さんに伝えましょう。温度や換気にも配慮します。医療機関以外の場合、吐物の観察にはやや不便ですが、飛行機の座席の背もたれのポケットに入っている、耐水性で口を閉じることができる袋のようなものが手近にあると便利です。

　そして、着衣をゆるめてリラックスしてもらいましょう。ゆっくり背中をさするなどの動作は、非言語的コミュニケーションとしても有効です。

悪心・嘔吐の原因を探る

　悪心・嘔吐のある患者さんに聞いておくべきことを表3に示しました。かなりいろいろなことを確認しなければなりません。しかし「オェッ」とやっている患者さんに、立て続けに質問を浴びせかけるのはもってのほか。とりあえず、緊急性がないことがわかったら、嘔吐が一息ついたところで、患者さんの話を聞くように心がけましょう。

　次は吐物の観察ですが、それは表4にまとめました。

　嘔吐の原因が判明したら、その原因を取り除くか、軽減する治療法を行います。抗がん剤による嘔吐のように原因が明らかになっている場合は、制吐薬の投与や補液が行われます。

図3●窒息を防ぐ体位

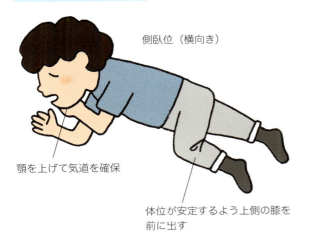

側臥位（横向き）

顎を上げて気道を確保

体位が安定するよう上側の膝を前に出す

表3 ● 悪心・嘔吐のある患者さんに確認すべきこと

1	症状の起こり方	● いつからか ● 発症は急激か、徐々か ● 前駆症状はあるか（悪心を伴うときは中枢性以外に原因のあることが多い。突然の嘔吐は中枢性） ● 体重の変化はどうか ● 食事との関係はどうか（表5参照）
2	きっかけ	● 食品や飲酒との関係、内服薬との関係、化学物質との接触
3	随伴症状	● 特に発熱、悪寒、頭痛、めまい、視力障害、腹部症状など
4	既往歴と生活歴	● 過去に同様の症状、腹部手術、そのほかの悪心・嘔吐の原因となりうる病態の既往 ● ストレスなどの心理的なバックグラウンド
5	嗜好品、薬物など	● 飲酒、常用薬、化学物質を取り扱う職業
6	その他	● 妊娠の可能性、いわゆるダイエットについての誤った知識

表4 ● 吐物の観察

1	食物の残渣がある	● いつ食べた物かを確認する（表5） ● 胆汁が混ざっていれば、十二指腸のファーター乳頭部 用語 以下での狭窄も否定できない
2	糞便臭がある	● 腸管（多くは回腸および大腸の上部）閉塞
3	血液が混ざっている	● 胃液と血液が混ざれば胃液中の塩酸の作用で、血液はコーヒーカスのような色に変わる ● 鮮紅色ならば胃液に接触していないので、食道からの出血を疑う
4	異物が混ざっている	● 誤って食べてしまったもの ● 寄生虫

表5 ● 食事と嘔吐の関係

嘔吐の時間	朝食前	食事の直後	食後1～4時間	食後12～48時間
考えられる疾患など	● 妊娠 ● 慢性アルコール中毒 ● 後鼻漏	● 胃の機能的障害	● 胃・十二指腸の異常 ● 毒素型食中毒	● 幽門から十二指腸にかけての狭窄 ● 感染型食中毒

看護につなげる 豆知識

医学英語の悪心・嘔吐

　読者の皆さんは、将来、医療チームの一員として、ほかのスタッフとディスカッションしなければなりません。そのためにも、悪心・嘔吐のように、しばしば使用される一般的な医学用語は、日本語だけでなく英語も記憶しておいてください。

　悪心はnauseaと書いて、ノースィアあるいはノーズィアと発音します。高齢の医師は、ひょっとするとドイツ語を使うかもしれませんが、その場合はNauseaと書いて、ナウゼアとローマ字読みに近い発音をします。嘔吐はvomitingでヴォミティングと発音します。vomitとは「火山の溶岩が噴出する」というときの噴出という意味です。ドイツ語では、Erbrechenと書いてエルブレッヒェンと発音します。言葉の響きとしてはエルブレッヒェンのほうが爆発的で、ドバーッと吐く様子にはふさわしいかもしれません。

　しかし、最近はドイツ語を使う医師は少なくなりました。

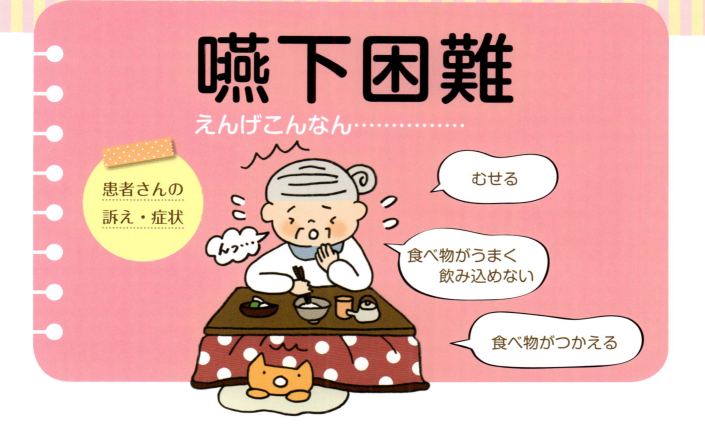

嚥下困難
えんげこんなん……………

●症状の定義と特徴

嚥下は「エンゲ」と読み、英語ではswallowing（スワロイング）といいます。嚥下の"嚥"は"燕"、ツバメという字に似ています。ツバメはswallow、これで嚥下の英語も一緒に覚えてしまいましたね。

嚥下とは、飲食物を飲み下すという意味です。飲み下す動作とは、飲食物が口の中から咽頭（いんとう）、食道を経て胃の中まで送られること。よって嚥下困難とは、その動作の過程で、どこかがうまくいかない状態の総称です。

嚥下の動作のどこがうまくいかないのかにより、自覚症状も異なります。ですから、嚥下困難のある患者さんの訴えは多彩です。

「舌に口内炎ができ、痛くてうまく飲み込めない」「喉が痛くて、飲み込めない」「むせてしまって飲み込めない」「食べ物がノドの奥にひっかかる」「胸がキューッと詰まる感じがして食べ物がつかえる」「食道のところで詰まってしまって降りていかない」などと、表現するでしょう。

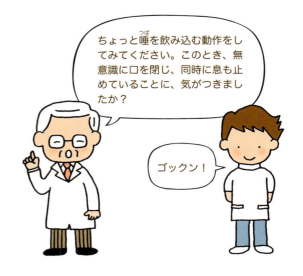

●症状が起こるしくみ

正常な嚥下運動

嚥下は反射的に起こって、口腔内の食物を食道に送り込みます。嚥下運動を詳しく分析すると、口腔咽頭相、咽頭食道相、食道相の3つの相に分けられます（図1）。これを理解しておけば、嚥下困難がどのようにして生じるのか、容易に理解できます。

① 口腔咽頭相

食物が口腔から咽頭に至るまでをいいます。ここでの運動は、三叉神経、顔面神経、副交感神経に支配されています。

② 咽頭食道相

食物が咽頭から食道に至るまでをいいます。これは、反射性の不随意運動用語です。

嚥下反射の中枢は、延髄にあります。まず、この反射弓の主な経路をたどってみましょう（図2）。

受容器は、口蓋舌弓、口蓋咽頭弓、咽頭後壁などにある受容器です。求心路である上咽頭神経や舌咽神経などを経て嚥下反射中枢に至り、遠心路である迷走神経をたどって効果器である舌や咽頭に達します。嚥下反射中枢には、ほかに三叉神経、顔面神経、舌下神経なども関与するので、実際にはもう少し複雑です。

図1 ●嚥下運動の3つの相

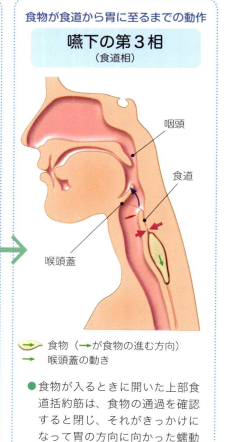

嚥下の第1相（口腔咽頭相） — 食物が口腔から咽頭に至るまでの動作
- 口の中の食物を飲み込もうとすると、まず口腔底が押し下げされる。
- 次いで舌が硬口蓋に押しつけられ、舌根が後方に向かうことで食物が咽頭に入っていく。

嚥下の第2相（咽頭食道相） — 食物が咽頭から食道に至るまでの動作
- 軟口蓋が上昇して鼻腔と咽頭を遮断する。
- 次いで喉頭が引き上げられて喉頭蓋が閉じ、食道が開く。
- これで食物は気管に入らず、食道に向かう。

嚥下の第3相（食道相） — 食物が食道から胃に至るまでの動作
- 食物が入るときに開いた上部食道括約筋は、食物の通過を確認すると閉じ、それがきっかけになって胃の方向に向かった蠕動運動が起こる。

③ 食道相

咽頭の次は食道です。食道は蠕動運動によって、食物を胃に向かって送ります。蠕動運動の速度は、秒速2〜4cmですから、固形物であれば約9秒で胃に達することになります。

この蠕動運動はきわめて巧妙にできていて、食物が咽頭から食道に送り込まれると、それを察知して食道の一番口側の筋肉から順々に収縮していく一次蠕動が生じます。

この蠕動で食物の塊を送りきることができず、食道の途中で止まってしまうと、今度は食道内壁がそのことを察知します。そして迷走神経を通じて、「食物のすぐ上の食道を収縮させよ」という命令が出され、その蠕動運動が下に伝わって食物を胃の方向に送ります。

食道と胃の境目には、下部食道括約筋があります。普段はきゅっと締まっていますが、蠕動の波が胃のすぐ手前まで伝わってくると、それを察知して下部食道括約筋が弛緩するしくみになっていて、食物は胃の中へ入ります。

嚥下困難＝嚥下運動の障害

つまり嚥下困難は、これらの嚥下運動の連携プレーのどこかがうまくいかない場合に感じる症状なのです。

例えば、何かの理由で舌の動きが悪ければ、口腔咽頭相の運動がうまくいきません。神経筋疾患では、咽頭食道相における嚥下反射のタイミングがずれて気道に食物が入りかければ、"むせる"という症状が出るでしょう。食道がんにより食道狭窄が生じれば、第3相すなわち食道相の障害をきたすことは簡単にわかります。また、強皮症による食道病変で食道壁が硬くなっていれば、蠕動を起こそうとしても無理な話です。

嚥下困難の原因となる病態

嚥下困難の原因となる病態は、①口腔・咽頭・喉頭の異常によるもの、②食道の異常によるもの、③口腔から食道下部に至るまで何の異常も見いだせないのに嚥下困難を訴えるもの、の大きく3つに分類されます（図3）。

図2● 嚥下の反射弓

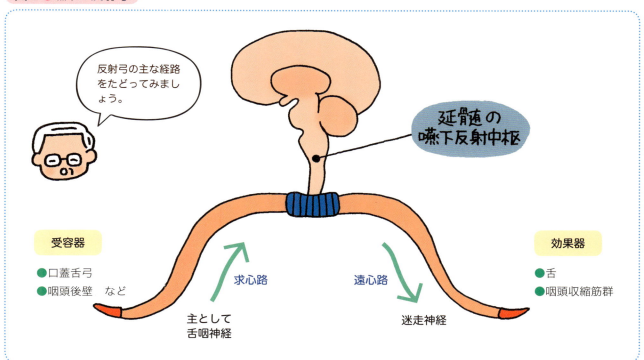

図3 ● 嚥下困難の原因となる病態

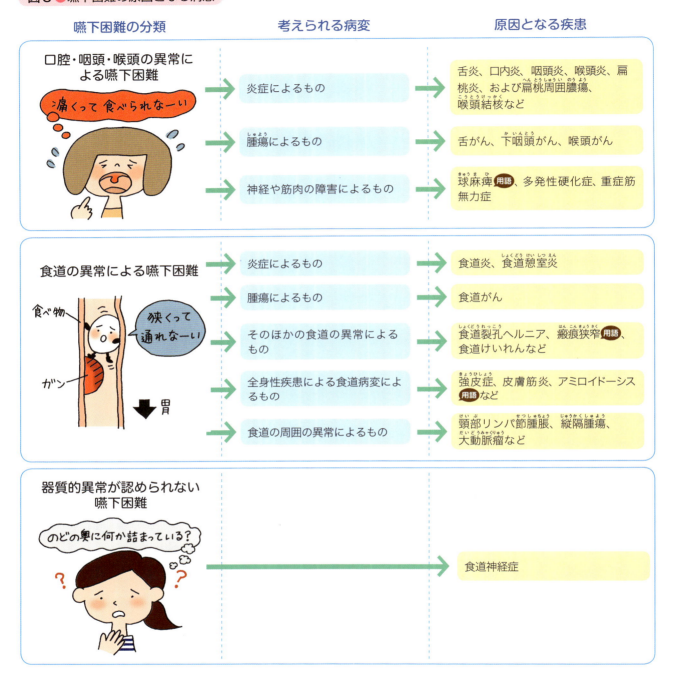

●観察とケアのポイント

観察のポイントは、嚥下の3相（図1）を念頭に置いて、

1. 口腔から咽頭における問題か
2. 咽頭から食道における問題か
3. 食道における問題か
4. 全身症状における問題か

という視点で観察することです（図4）。

これらの観察により、それぞれ担当の診療科を推察してみましょう。

口腔内の問題であれば、内科か神経内科か歯科・口腔外科、咽頭から喉頭にかけての問題であれば耳鼻科へのコンサルトが必要になります。

必要な臨床検査とは

臨床検査では、どのようなことが必要かを整理しておきましょう。もちろん、一般的な血液の検査（血球数算定や血液生化学検査）のほかに、胸部X線画像で縦隔に異常がないことを確かめ、前胸部の詰まる感じがあれば、鑑別のためには心電図も必要です。

咽頭や喉頭の動きや嚥下の状態を確認するには、バリウムを飲んだ際の、X線テレビ画像を見る必要もあるでしょう。しかし、むせる傾向のある人では、バリウムを誤嚥（用語）して肺炎を併発しないとも限らないので、慎重に行う必要があります。

さらに、食道の病変を確認するには内視鏡検査を行って、疑わしいところは組織の一部を採ってきて病理組織学的検査（用語）でがん細胞の有無を調べなければなりません。また、必要に応じてMRI（magnetic resonance imaging：磁気共鳴画像）がオーダーされることもあります。

誤嚥の予防

ケアで早急に対処しなければならないのは、食物の誤嚥をきたしそうな場合です。神経筋疾患で嚥下反射がうまくいかないときは、食品をミキサーなどで細かく砕き、嚥下食用増粘剤を加えたり、とろみをつけたりして、喉に詰まらないように配慮しなければなりません（図5）。

かといって、むせて喉に詰まるからいけないという理由で、安易に経口摂取を中止して高カロリー輸液（用語）にしたり、胃管を挿入してチューブ栄養にしたり、腹壁に穴をあけて胃瘻をつくることは慎重に行うべきです。

不安を和らげる

中高年の患者さんで、食道にものが引っかかったり詰まったりするといえば、誰しも食道がんではないかと心配して医療機関を受診するでしょう。検査の結果が判明するまでの不安を和らげることは、たやすいことではありません。そのようなときに、不安から救う手だての第一は、患者さんが正確な知識をもつこと、第二は医療人の言動で誤解を招かないようにすることでしょう。

若い女性で、喉の奥にものが詰まるという場合は、食道神経症の可能性があります。しかし、鉄欠乏性貧血の場合も多く、それによる消化器症状として、舌乳頭の萎縮、舌炎、嚥下痛や嚥下困難などの症状を呈することがあります（Plummer-Vinson症候群）。"若い女性→嚥下困難→食道神経症"と早とちりをして、神経症だから心療内科か精神科へ、などと決めつけてはいけません。

> 意識もはっきりしていて摂食の意欲があれば、なるべく口から味わいながら食べることが、患者さんのQOL（quality of life：生活（生命）の質）の観点から考えても一番よいことです。

図4 ● 嚥下困難の観察のポイント

口腔から咽頭における問題

- 口の中にいつまでも食物があるか
- 舌の動きに異常がないか
- 舌の萎縮がないか
- 構音障害 用語 や発声障害はないか
- 味覚障害はないか
- 口内炎や咽頭扁桃の腫脹や発赤はないか

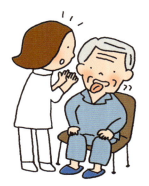

咽頭から食道における問題

- ゴックンと嚥下動作が可能か？その際に痛みはないか
- むせることはないか
- 声がハスキーになっていないか

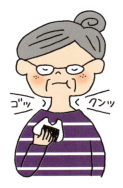

食道における問題

- 食物がつかえないか
- 固形の食物と液体の場合とで差がないか
- 胸痛を伴わないか
- 嚥下したものの逆流はないか

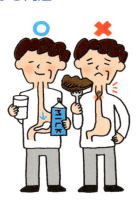

全身症状における問題

- やせ・発熱・貧血はないか
- 発疹や皮膚硬化はないか
- 頸部をはじめとする表在リンパ節の腫脹はないか

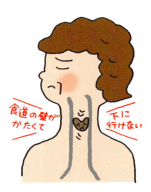

図5 ● 嚥下困難のある神経筋疾患の患者さんに出す食事

望ましいもの

- まとまりやすい
- 適度な粘りけがある
- 口の中にくっつかない

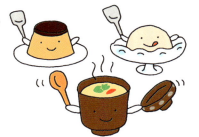

望ましくないもの

- 口の中でバラバラになる
- さらっとしている
- 口の中にくっついてしまう

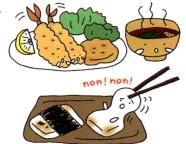

食欲不振

しょくよくふしん……

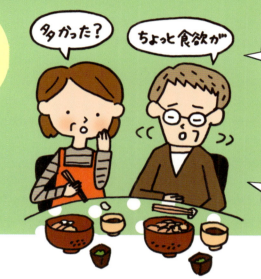

患者さんの訴え・症状

●症状の定義と特徴

　食欲不振を経験したことがない人は、まずいないでしょう。「胃のあたりがムカムカして食欲がない」とか、「心配事があって食欲がない」という、アレです。別名を食思不振ともいいます。

　食欲とは"食べたい"という気持ち、すなわち"食物を摂取したいという生理的欲求"のことで、それが低下したり、まったくなくなったりすることを食欲不振というのです。

　食欲不振という言葉は一般に使われている用語ですから、患者さんは「食欲不振です」とおっしゃったり、「食欲がありません」と表現します。ほかに「食が細くなった」と表現されることがありますが、これも食欲不振という意味です。

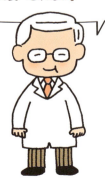

これとよく似た症状で次のような状態がありますが、これらは食欲不振ではありません。

「空腹感があって食べるけれど、すぐに満腹感をおぼえてしまう」

「おなかが空いているけれど、食べると痛むので怖くて食べられない」

●症状が起こるしくみ

食欲の調節

　食欲不振の病態生理については、まだはっきりしていないことがたくさんありますが、食欲不振の話に入る前に、まず知っておかなくてはならないことがあります。

　"食欲ってどうやって調節されているんだろう""おなかが空いたと感じるのは、どうしてだろう""満腹になったと思うのは、どこが感じるのだろう"ということです。

　食べるという行動は、個体の生存にかかわることで、種族の維持に関する性行動と同じく"本能行動"です。この本能行動を調節しているのは、脳の中の大脳辺縁系 用語 と視床下部 用語 と呼ばれる部分です。摂食行動の調節は、主に視床下部で行われます（図1）。

　視床下部の中の腹内側核という部分が破壊されたネコは、食べることを中止せずにどんどん食べて、どんどん太ってしまいます。ここを電気で刺激すると、満

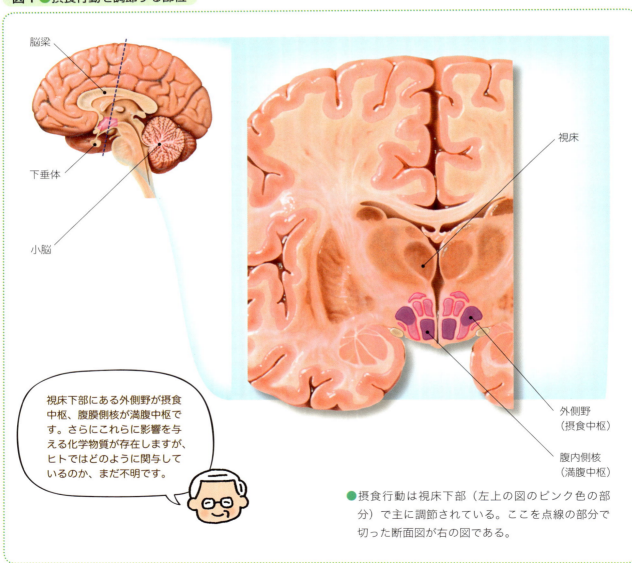

図1 ●摂食行動を調節する部位

脳梁
下垂体
小脳

視床
外側野（摂食中枢）
腹内側核（満腹中枢）

視床下部にある外側野が摂食中枢、腹膜側核が満腹中枢です。さらにこれらに影響を与える化学物質が存在しますが、ヒトではどのように関与しているのか、まだ不明です。

● 摂食行動は視床下部（左上の図のピンク色の部分）で主に調節されている。ここを点線の部分で切った断面図が右の図である。

用語 p.161〜173の用語解説を参照

腹感を感じて食べることをやめます。そこで、この部位は"満腹中枢"と命名されました。

一方、同じ視床下部の外側野という場所を破壊すると、餌も食べず水も飲まなくなり、やせ細って死んでしまいます。ここを電気で刺激すると、どんどん食べるようになります。そこで、この部位は"摂食中枢"と名づけられました。

その後、研究が進み、"満腹中枢"や"摂食中枢"以外にも、いくつか食行動を調節する経路が発見されてきています。それとともに視床下部に影響を与えている、いろいろな化学物質の存在も明らかにされてきました。

その代表は、なんといってもレプチンです。1994年、フリードマン博士らは、脂肪細胞から分泌され視床下部にはたらいて摂食を抑制し、かつエネルギー消費を促進させる作用がある化学物質を発見しました。これをギリシャ語の"やせ"を意味するレプトスという言葉にちなんで、レプチンと名づけました。

レプチンの発見により、それまでバラバラにしか知られていなかった食欲調節に関与する化学物質のはたらきや相互作用が次々に解明されてきています。

食欲を亢進させる物質として有名なのは、ブタの脳から発見されたニューロペプチドYという物質です。これを動物の脳内に投与すると、摂食量と飲水量が増

図2●食欲不振が起こるしくみ

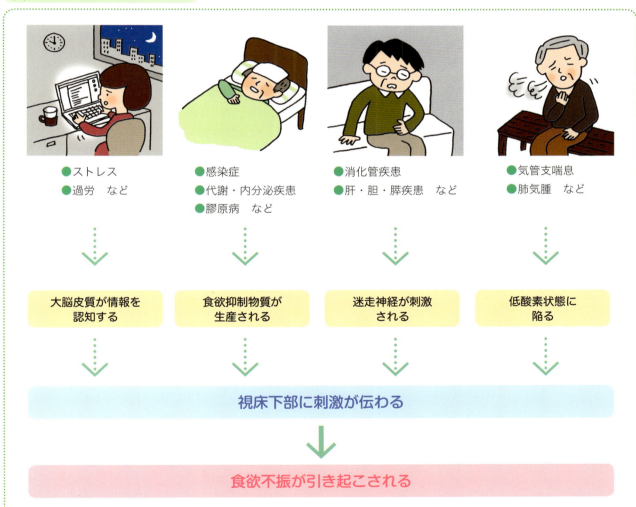

えることが知られています。しかし、食欲不振状態のヒトにこれを投与したらどうなるか、という報告はまだありません。

このほかにもいろいろな食欲亢進物質や食欲抑制物質が知られていますが、いずれも動物実験で、その作用が確認されつつある段階です。ですから、ヒトの食欲調節にどう関与しているのかは、今後の研究を待たなければなりません。

以上の基礎知識をもとに、食欲不振が起こるしくみを推定してみましょう（**図2**）。

心配事や不安などのストレス、過労、睡眠不足、不潔な食事、おいしくないという思い、食べ物の好き嫌いなどは、大脳皮質が視床下部の摂食中枢に影響を与えているためと思われます。

また、消化管疾患や肝・胆・膵疾患による食欲不振は、迷走神経刺激が視床下部に作用するためです。同じように、うっ血性心不全による消化管のうっ血も、迷走神経刺激を介した視床下部への影響と考えることができます。

気管支喘息や肺気腫による低酸素血症は、視床下部へ直接作用するでしょう。

感染症、代謝・内分泌疾患、膠原病、腎疾患、血液疾患などでは、食欲抑制物質の産生があると考えられていますが、確実に証明されているわけではありません。

いずれにしても、視床下部への直接作用や食欲抑制物質を介しての間接作用の結果、食欲が低下すると考えられています。しかし、まだ推察の域を出ていないのが現状です。

食欲不振につながる疾患

食欲不振というと、消化器疾患が原因と思いがちです。しかし、決して消化器疾患に特異的な症状ではありません。

食欲不振をきたしうる状態は、たくさんあります。その主なものだけを**表1**に示しました。特に**1**生理的状態、**2**食事や食事環境、**3**気候に示した状態のなかには、あなたも思い当たるものがあるでしょう。

●観察とケアのポイント

ポイントは4つあります（**図3**）。

摂食量を確認する

「食欲がありません」と言いながらも、結構、食べている患者さんがいます。それは多くの場合、「空腹感がない」のであって、「食欲がなくて食べられない」のではありません。

しかし、両者はしばしば同じ意味に解釈されているのです。この区別は、実際の摂食量を観察したり、本人ないしは家族から食事摂取状況を詳細に聴取することで可能です。また、体重の推移を、具体的に何か月間で何キログラムやせたのかと聞くことも大切です。

食欲不振以外の症状がないか観察する

食欲不振をきたす病態は**表1**に示したようにたくさんあり、食欲不振という訴えだけから、1つの疾患を推定することはできません。本人にとって食欲不振が最も気になる症状であれば、その訴えが前景に出て、診断の糸口になる主症状は「そういえば、そんな症状もある」という程度でしか認識していないかもしれません。

そこで観察に際しては、食欲不振以外にどのような症状があるか、ある疾患を疑うに足る症状が別にあって、食欲不振のほうは随伴症状ではないかと考えてみるとよいでしょう。

患者さんの言葉から手がかりを得る

表1の**1**の生理的状態や同じく**2**や**3**の食事や環境、気候に起因する状態を知るには、患者さんとの面接が大事です。医療人はすべて聞き上手でなくてはなりません。そうすれば患者さんは自分の言葉で、ストレスや過労があることや食事の嗜好に偏りがあることなどを語り始めてくれるでしょう。

そして患者さんと医療人との間が、強い信頼関係で結ばれれば、患者さんがどのような心理状態にあるのかもわかるはずです。若い女性にみられる神経性食思不振症の場合、患者さんは一見、活発ですが、家族関

係、特に母親との間に問題があることも少なくありません。

また、化学物質や薬品による中毒が疑われれば、使用している薬品についての正確な情報も得られるでしょう。

身体所見から病態へアプローチする

看護師には、身体所見をとって、その意味を解釈する能力も必要です。食欲不振の患者さんの場合、少なくとも、やせの有無、意識あるいは精神状態、呼吸の仕方、血圧や脈拍、貧血、黄疸、浮腫、皮膚の乾燥の程度、口腔内の様子、麻痺などの神経症状の有無はみてください。また、便の状態の観察も必要なことがあります。

本来、食事は明るく楽しく食べるもの。食欲は至って心理状態に左右されやすいのです。「食べないと、やせちゃいますよ」というオドシや、「無理してでも食べましょう」という強制は逆効果。必要なのは患者さんに共感する心と、身体所見をしっかりと観察する目なのです。

表1 ● 食欲不振をきたしうる主な状態

1 生理的状態	● 心配事や不安などのストレス ● 過労 ● 睡眠不足	● 運動不足 ● 妊娠初期 ● 乗り物酔い ● 過剰の飲酒	8 代謝・内分泌疾患	● 糖尿病ケトアシドーシス【用語】 ● 甲状腺機能低下症 ● アジソン病
2 食事や食事環境	● 不潔な食事 ● おいしくない食事 ● 嫌いな食品 ● 不潔な食事環境		9 膠原病	● 全身性エリテマトーデス ● 進行性全身性硬化症
3 気候	● 高温多湿などの気候		10 腎疾患	● 慢性腎不全 ● ネフローゼ症候群
4 消化管疾患	● 口内炎 ● 逆流性食道炎 ● 食道がん ● 胃炎 ● 大腸炎	● 胃・十二指腸潰瘍 ● 胃がん ● 炎症性腸疾患 ● 大腸がん ● 慢性便秘	11 血液疾患	● 悪性貧血 ● 悪性リンパ腫 ● 白血病
5 肝・胆・膵の疾患	● 肝炎 ● 肝硬変 ● 肝がん	● 胆嚢炎 ● 膵炎 ● 膵がん	12 脳神経系の疾患	● 脳血管疾患 ● 脳腫瘍 ● パーキンソン病
6 呼吸器・循環器疾患	● 気管支喘息 ● 肺気腫 ● うっ血性心不全		13 精神疾患	● 神経性食思不振症 ● 神経症 ● うつ病 ● アルコール依存症
7 感染症	● 細菌性腸炎 ● インフルエンザ		14 薬剤や化学物質の作用	● ジギタリス中毒 ● アミノフィリン中毒 ● 抗がん薬の副作用 ● 覚醒剤中毒 ● 工業用化学物質による中毒

図3 ● 観察とケアのポイント

❶ 摂食量を確認する

- 患者さんや家族から食事の摂取量や摂取状況を聞く。また、体重の推移も併せて聞く。

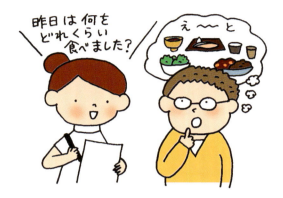

❷ 食欲不振以外の症状がないか観察する

- 食欲不振以外に気になる症状がないか患者さんに聞くとともに、疾患を疑うに足る症状が別にないか観察する。

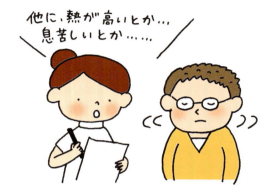

❸ 患者さんの言葉から手がかりを得る

- 疾患以外に原因を探すとき、生理的な問題や食事・環境に起因する問題はないか、人間関係に問題はないかなど、患者さんから話を聞く。

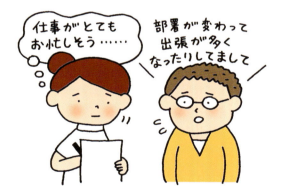

❹ 身体所見から病態へアプローチする

- やせていないか、意識状態はどうか、呼吸の仕方や血圧、脈拍に異変はないか。麻痺などの神経症状はないかなど、身体所見のアセスメントを行う。

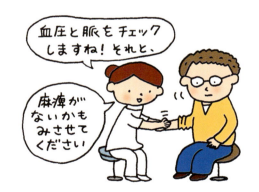

腹部膨満感

ふくぶぼうまんかん……………

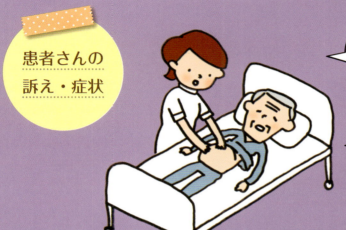

患者さんの訴え・症状

おなかが張る

おなかの中にガスが充満している感じ

●症状の定義と特徴

まず、体感してください。

① 炭酸入りのソフトドリンクをたくさん飲んでください。胃のあたりがふくらんで、張った感じがするでしょう。そしてゲップ（"おくび"のこと）が出ると、おなかがへこんで楽になります。ゲップが出る前の腹部の感じを記憶してください。

② スルメやビーフジャーキーなどのような、胃の中に入ってからふくらむものをおなかいっぱい食べて、お茶をたくさん飲んでからベッドに入ってください。
見た目におなかが出てはいなくても、胃がもたれて張る感じで、眠っていても苦しかったり、悪夢を見たりするかもしれません。

③ おならのもとになるような食品、例えばイモなどをたくさん食べて、おならをがまんしてください。

ついでに排便もがまんしてください。

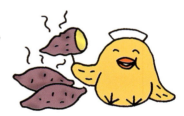

これらは健康な人が経験する軽い腹部膨満感です。患者さんの場合、何かの疾患で症状が出ているのですから、この何倍かの苦しみを感じていると考えてください。

腹部膨満感とは、腹部が張ったりふくらんでいる"感じ"の"自覚"症状のこと。ほかに腹水がたまって腹部全体が見た目にも膨隆していたり、腹部に大きな腫瘤がある場合も、患者さん本人は腹部膨満感を感じるでしょう。"他覚"的には「膨満感」はわかりません。目で見て腹部が大きくふくらんでいる場合は腹部膨満ないしは腹部膨隆といいます。

●症状が起こるしくみ

腹部の解剖を思い出そう

といっても、詳しいことまでは必要ありません。まず、解剖の教科書の図を思い出しながら、腹部臓器の位置を確認してください（図1）。

消化管では、剣状突起用語の近くに胃があって、十二指腸、空腸、回腸、と続きます。右下腹部の回盲部で上行結腸につながり、頭側に走って肝湾曲部から横行結腸を経て、脾湾曲部で足側に曲がって下行結腸、左下腹部でS状結腸となり、直腸へと続きます。

右上腹部の大きな実質臓器は肝臓です。左上腹部の奥には脾臓があります。膵臓の頭部は、十二指腸に包まれるようにあって、体部は胃に接しています。

脊柱の両側の背中側には2つの腎臓、下腹部にいって膀胱があり、女性ならば子宮や卵巣もあるでしょう。

これらすべての臓器は、頻度や程度の差こそあれ、異常をきたせば腹部膨満感の原因になります。

図1●腹部臓器とその位置

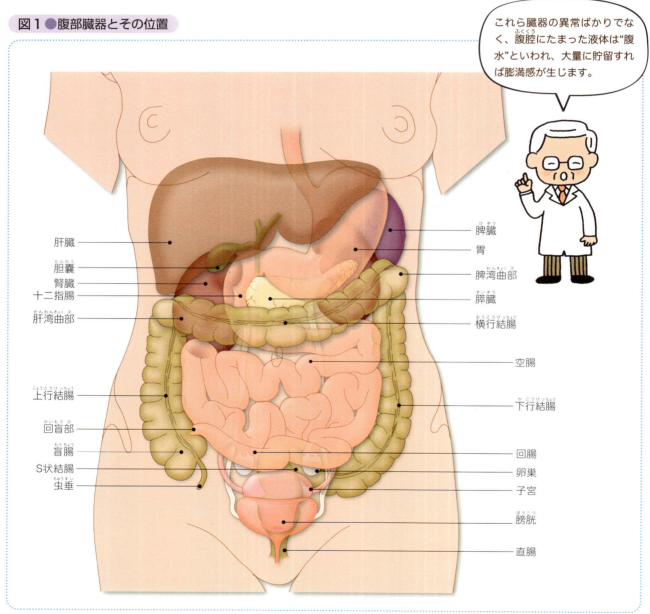

> これら臓器の異常ばかりでなく、腹腔にたまった液体は"腹水"といわれ、大量に貯留すれば膨満感が生じます。

用語 p.161〜173の用語解説を参照

腹部膨満感の原因となりうる病態

腹部膨満感を訴える原因となりうる病態はたくさんあります（**表1**、**図2**）。

① 消化管内の問題

飲み込んだ空気や、腸内細菌が産生したガス、あるいは不消化の食物や便など、消化管内容物がうまく処理できずに胃や腸の中にたまって、消化管壁を過度に

表1 ●腹部膨満感の原因と病態

1 消化管内の問題	消化管内に気体が異常に集積した状態	**胃内に空気（気体）が異常にたまった状態** ● 食物と一緒に空気を嚥下 ● 炭酸ガスを含んだ飲料 ● 空気嚥下症（呑気症） **腸内にガスが異常にたまった状態** ● 器質的なもの：腫瘍や癒着によるイレウス 用語 ● 機能的なもの：麻痺性イレウス、低カリウム血症、炭水化物の吸収障害（α-グルコシダーゼ阻害薬）、薬物による消化管の運動低下、抗菌薬服用による腸内の異常発酵	
	消化管内容物が異常に集積した状態	**食物の胃内停滞** ● 消化しにくい固形物の多食 ● 幽門狭窄 ● 糖尿病自律神経障害 ● 消化管運動を低下させる薬物	**便秘** ● 腫瘍や癒着による通過障害 ● 巨大結腸症 ● 運動不足 ● 習慣性便秘
2 腹腔内臓器ないし後腹膜臓器の腫大	● 肝脾腫（例えば、うっ血性肝や肝がんによる肝の腫大、慢性リンパ性白血病による脾腫） ● 多発性囊胞腎 ● 大きな卵巣囊腫 ● 妊娠している子宮　　　　　　　　　　　　　　　　　　　　　　　　　　　　　など		
3 腹水の貯留	**循環障害** ● 肝硬変 ● 右心不全 ● 収縮性心膜炎	**低タンパク血症** ● ネフローゼ症候群 ● タンパク漏出性胃腸症 ● 栄養不良	**腹膜炎** ● がん性腹膜炎 ● 結核性腹膜炎　　　**腹部のリンパ管閉塞** ● 悪性リンパ腫 ● がんのリンパ節転移 用語
4 腹壁の異常	● 肥満による皮下脂肪過多		
5 心理的な問題	● 神経症 ● うつ状態		
6 薬剤によるもの	● 抗菌薬や非ステロイド性抗炎症薬など		
7 その他	● 腹腔鏡検査後など		

伸展すると、腹部膨満感をきたします。"副交感神経の活動が低下している"あるいは"副交感神経を刺激しても消化管が思うように反応しない"のいずれかでも、同様の症状が起こる可能性があります（図3）。

また、うっ血性心不全では腹部膨満感を訴えることがあります。これは、消化管粘膜のうっ血によると考えられています。

② 腹腔内臓器ないし後腹膜臓器の腫大

腫大の程度が問題で、いくら機能低下が著しくても、腫大がさほどでなければ腹部膨満感は少ないでしょう。

腫大すると周囲への機械的圧迫や循環障害をもたらしますから、それ自体で膨満感をきたします。さらに、消化管を圧迫すれば「① 消化管内の問題」で述べた機序も加わり、症状が強くなります。

③ 腹水の貯留

大量の腹水があれば、腹壁が伸展されるため腹部膨満感が生じるのは当然です。大量に腹水が貯留するような全身状態では、腹部膨満感とともに倦怠感や食欲不振などの自覚症状も伴っているでしょう。

④ 腹壁の異常

腹壁の問題としては、肥満があります。過度の皮下脂肪沈着でうつむけない状態ならば、当然、腹部膨満感を訴えそうに思いますが、肥満の場合は腹部膨満が日常的であるため、本人は意外に平気です。

しかし、体重調整に成功すると、そこではじめて「こんなに楽になった、今まではおなかが張っていたんだ」と思うようになります。

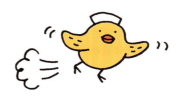

図2●腹部膨満感のしくみ

原因	体の中の異変	
●消化管内に気体・食物・糞便などが貯留	●消化管壁や腹壁の緊張亢進 ●消化管運動の抑制 ●うっ血	腹部膨満感
●腹腔内臓器や後腹膜臓器の腫大 ●腹水の貯留・腹壁の肥厚	●消化管の圧迫・消化管運動の抑制 ●腫大臓器自体の被膜や腹壁の緊張亢進 ●うっ血	
●心理的なもの	●物理的な異常はないが"感じる"	

⑤ 心理的な問題

心理的な原因から腹部膨満感を訴える頻度はきわめて多いものです。空気嚥下症もその1つで、本人が意識しないままに口に空気を含んで嚥下運動をしてしまうのです。このような患者さんは、診察順番を待っている間も待合室でゲップを繰り返しています。

神経性食思不振症では、他覚的に腹部膨満がまったくなくても、強い腹部膨満感の訴えがある場合もあります。

⑥ 薬剤によるもの

薬剤による腹部膨満感の代表は、糖尿病の患者さんが服用する薬の1つ、食後過血糖改善薬のα-グルコシダーゼ阻害薬です。この薬は、炭水化物が消化されてブドウ糖になる直前に作用するα-グルコシダーゼという酵素のはたらきを抑え、腸内細菌に多量の分解材料を提供する形になるので、ガス産生が増して放屁（おなら）が増加します。

抗菌薬や非ステロイド性抗炎症薬は、感染や炎症に対しては効果的ですが、副作用として、食欲低下や腹部膨満感をきたすことがしばしばあります。

図3 ● 小腸の運動を支配する神経

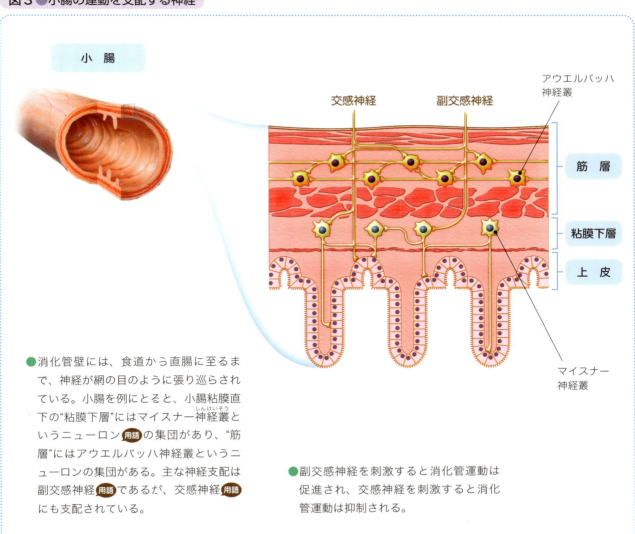

- 消化管壁には、食道から直腸に至るまで、神経が網の目のように張り巡らされている。小腸を例にとると、小腸粘膜直下の"粘膜下層"にはマイスナー神経叢というニューロン[用語]の集団があり、"筋層"にはアウエルバッハ神経叢というニューロンの集団がある。主な神経支配は副交感神経[用語]であるが、交感神経[用語]にも支配されている。

- 副交感神経を刺激すると消化管運動は促進され、交感神経を刺激すると消化管運動は抑制される。

●観察とケアのポイント

まずは患者さんから話を聞き、腹部の観察、触診、打診から、しっかりと状態を把握していきます。

問診時のポイント

① 起こり方

いつからあるのか（何がきっかけか）、急に始まったのか、徐々に起こったのか。

② 起こってからの様子

悪化の一途をたどっているのか、よくなったり悪くなったりを繰り返しているのか。

③ 既往歴

これまでに消化管疾患、肝・腎疾患、血液疾患、婦人科疾患にかかったことはなかったか。あったとすれば、いつ、どのような治療が行われたか。

妊娠の可能性はないか（最終月経の確認を含む）。

④ 誘因

- 腹部手術歴や腹部外傷歴（何の手術をいつしたか）。
- 食物（何をいつ食べたか）。
- 薬剤（何のために、どんな薬を飲んでいるか）。
- 精神的ストレス（自分でストレスと感じていることはないか、家族構成や環境に変化はないか）。

⑤ 随伴症状

- ゲップが多くないか。他人にそれを指摘されたことはないか。
- 放屁は増加していないか。便通の回数や便の色・形はどうか。
- 腹痛があれば、その性質や放散、どうすれば和らぐか。
- 嘔吐があれば、吐物の性状。

腹部診察のポイント

腹部の診察には順序があります。視診→聴診→打診→触診と記憶してください。まず、仰臥位になってもらい、腹部全体（剣状突起よりやや頭側から恥骨結合まで、図4）を、よく観察することから始めます。

① 膨隆は腹部全体か

腹部全体が膨隆していれば、①肥満（皮下脂肪）、②腹水、③ガスの貯留（鼓腸）を考えます。

② 膨隆は局所的か

局所性の膨隆であれば、膨隆部の直下にある臓器の腫瘤を考えます。胃の場合は、空気嚥下症【用語】のこともあります。

③ 腫瘤や手術瘢痕はないか

やせが著しい人の場合、腫瘍などで腸が閉塞していると、閉塞部より口側の腸の亢進した蠕動運動が腹壁上から観察できます。腫瘤や手術後の癒着が閉塞の原因になっているかもしれませんから、腹壁上から腫瘤が見えないか、または手術瘢痕がないかを観察してください。

④ 腹壁静脈の怒張はないか

腹壁静脈の怒張【用語】の有無も観察してください。腹水を伴った腹壁静脈の怒張があれば、肝硬変による門脈圧の亢進が疑われます。

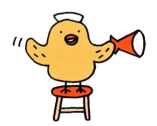

聴診・打診のポイント

腹部の触診前にまず聴診し、次に打診をしましょう（図5）。

打診や触診による機械的刺激は、腸雑音を修飾してしまいますから、先に聴診をします。聴診の結果を判断するには、日ごろから腸には問題のない患者さんの腸雑音を聴診して知っておく必要があります。腸雑音がまったく聴取できなければ、麻痺性イレウスを否定できませんし、金属製のかん高い腸雑音であれば、どこかに腸の閉塞があるかもしれません。

心理的アプローチ

精密検査の結果、腹部膨満感が器質的原因によるものではないことが確定したら、心理的要因に対するアプローチが必要になります。患者さんの話を聞き、共感しながら心療内科や精神科のコンサルテーションの結果を待ちましょう。

図4 ●腹部の区域と名称

腹部の位置の表現法を知っておこう。図のように、9つに分ける場合と4つに分ける場合があります。

4つの区域に分ける場合

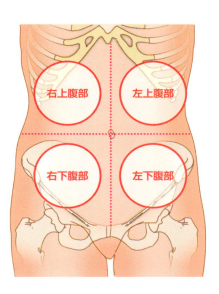

右上腹部／左上腹部／右下腹部／左下腹部

9つの区域に分ける場合

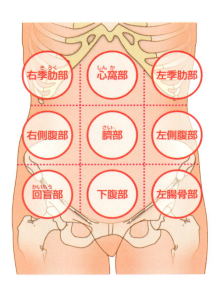

右季肋部／心窩部／左季肋部／右側腹部／臍部／左側腹部／回盲部／下腹部／左腸骨部

図5 ● 腹部の観察手順

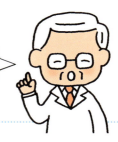

つい触診をしたくなりますが、その前に、まず視診、聴診、打診を！

視診

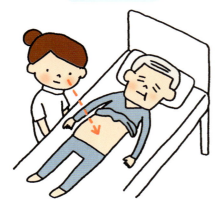

- 全体の形を観察。ついでに腹壁静脈の怒張や発疹の有無もみる。

聴診

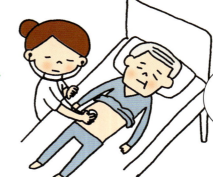

- 普段から聴診を練習しておかないと、異常かどうかはわからない。

フーン。腸蠕動音（ぜんどうおん）って、これが普通なんだ。

触診

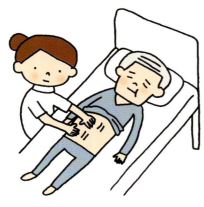

- 浅い触診は、膝を伸ばしてする。深い触診は膝を立てると腹壁がたるんでやりやすい。

打診

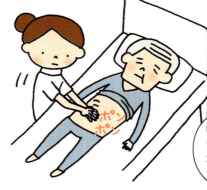

- 胃の中の空気と大腸のガス（肝彎曲部と脾彎曲部にたまりやすい）は打診でわかる。

叩くとポンポンって音がするから、おなかのことをポンポンっていうの？

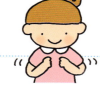

便秘

べんぴ……………

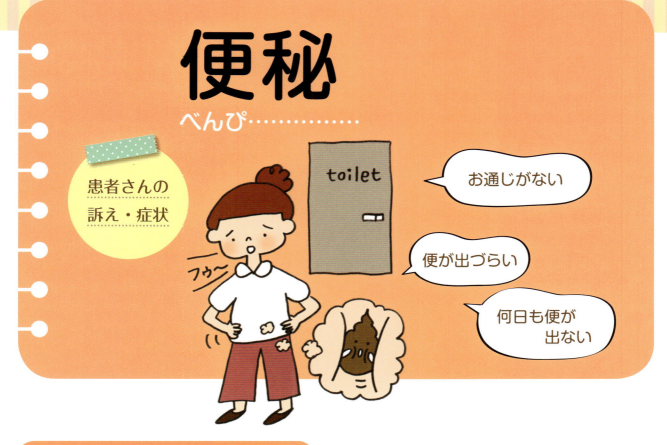

●症状の定義と特徴

いまさら説明をしなくても、便秘はほとんどの人が経験しているでしょう。便が順調に排泄されない状態です。便秘の定義をもう少し掘り下げてみると、"排便が順調に行われない"というのは、便があっても量が少ないか、便中の水分量が異常に少なく排便に苦労する状態のことです。

排便の回数は二の次で、1日に2～3回の便通があったとしても、固いお通じが少しずつしか出ないのであれば、便秘に間違いありません。

24時間から48時間に1～2回、規則正しく排便があるのが正常とされています。便秘の人では、3～5日、ないしそれ以上の日数に1回の排便しかないのです。

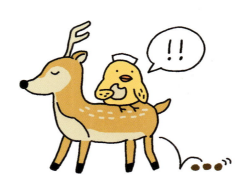

●症状が起こるしくみ

大腸の機能

　大腸は、口側から盲腸、上行結腸、横行結腸、下行結腸、S状結腸、直腸と続き、肛門へ至ります（図1）。このトンネルが、どこかで通りにくくなっていれば、内容物をスムースに送ることはできません。

　大腸の機能は、水分やナトリウム（Na）の吸収です。回腸から盲腸へは、1日平均2,000mLの水分を含んだ内容物が送られてきますが、その水分の約90％が大腸で吸収されます。そして、200mL程度の水分しか含まない便として排泄されます。

　つまり、盲腸のあたりでは、まだ水様の内容物ですが、上行結腸ではドロドロとした粥状ないしは泥状となり、下行結腸まで下がってくると形を成すようになります。

① 食物の到達時間

　大腸のそれぞれの部分までの食物到達時間は、個人差がきわめて大きいのですが、おおよそは図1に示したとおりです。便秘であれば、当然、食物到達時間は大幅に遅れることになります。

　もし脱水症状があるならば、体内の水分維持のために水分の吸収は欠かせません。ですから、下行結腸に到達するころにはもうコチコチの便になってしまうでしょう。

② 便の成分

　大腸内には、大腸菌をはじめとする数種類の腸内細菌 用語 が存在し、消化しきれなかった食物を発酵、分解してくれます。便の成分は、食物残渣とその産生物なのです。そのため、細菌を殺す作用のある抗生物質を服用すると、腸内細菌の望ましいバランスが崩れてしまって、便秘や下痢になります。

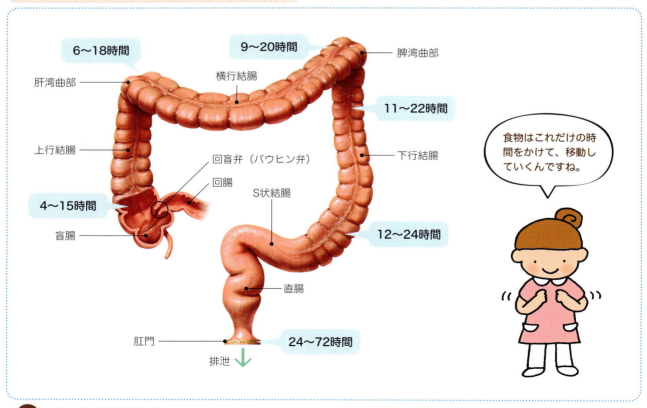

図1 ●大腸各部の名称と各部位への食物到達時間

用語 p.161〜173の用語解説を参照

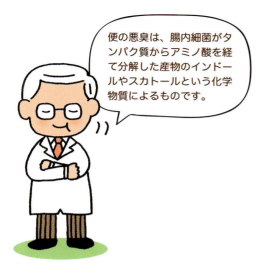

便の悪臭は、腸内細菌がタンパク質からアミノ酸を経て分解した産物のインドールやスカトールという化学物質によるものです。

③ 便の状態

健康な人の便の色は茶褐色で、元は、胆汁が分解されたステルコビリンやウロビリノゲン 用語 です。

総胆管が胆石や腫瘍で閉塞すると黄疸になります。そのような場合の便が灰白色になるのは、胆汁が腸管内に流入しないためなのです。

大腸運動の神経支配

大腸運動の神経支配は、以下のようになっています。
❶ **大腸運動の促進神経（副交感神経系）**：迷走神経、骨盤神経、腰内臓神経系の一部
❷ **大腸運動の抑制神経（交感神経系）**：腰部交感神経（腰内臓神経、腰結腸神経、下腹神経、小内臓神経の一部）

これらの神経支配のバランスが乱れることによって、便秘が起こります。

精神的ストレスや緊張によって便秘をしたり下痢になったりすることは、誰でも経験があるでしょう。これは大腸の運動が、高位の中枢 用語 の影響を受けている証拠です。

動物実験によると、大腸運動は、延髄、中脳、視床下部などの中枢の影響も受けていて、これらの部位を刺激すると、大腸運動は促進される場合も抑制される場合もあるとのことです。神経疾患による便通異常の原因も、これで説明できるのかもしれません。ヒトでは実験不可能ですが……。

大腸反射

① 胃－大腸促進反射

食物が胃に入ってきたとき、大腸運動が盛んになる反射です。食事の直後にトイレに行きたくなるのは、このためです。

② 迷路－大腸促進反射

内耳の迷路や前庭神経の刺激で、大腸運動が盛んになる反射です。めまいや嘔吐のときに、便意をもよおすのはこのためです。

排便反射

S状結腸から直腸に便が下がってきて、直腸壁が伸展されると便意を感じます。"便意"とは骨盤神経を介して、大脳に伝えられた情報のことです。直腸内圧が高まってくると、内・外肛門括約筋が弛緩して排便が起こります（図2）。

なお、直腸内圧が高まらなくても意識的にいきんだり、排便をがまんしたりすることができるのは、高位の中枢がはたらいていることを示しています。

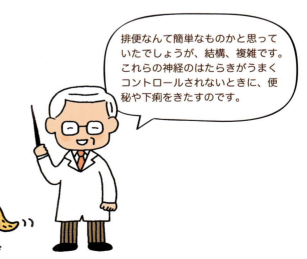

排便なんて簡単なものかと思っていたでしょうが、結構、複雑です。これらの神経のはたらきがうまくコントロールされないときに、便秘や下痢をきたすのです。

図2 ● 排便の反射弓

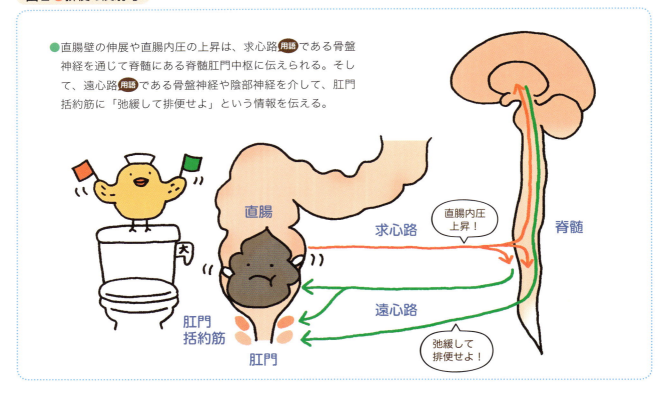

● 直腸壁の伸展や直腸内圧の上昇は、求心路【用語】である骨盤神経を通じて脊髄にある脊髄肛門中枢に伝えられる。そして、遠心路【用語】である骨盤神経や陰部神経を介して、肛門括約筋に「弛緩して排便せよ」という情報を伝える。

便秘の原因はさまざま

表1に便秘の原因別の分類を示しました。この表からもわかるように、病気によるものと、そうでないものとがあり、その原因は多彩です。そこで別の視点から分類すると、表2のように整理することもできます。

例を挙げて説明しましょう。

元気だったお年寄りが、何らかの理由で入院すると、腸に病気があるわけでもないのに、しばしば便秘になります。この病態を表1に当てはめて考えてみますと、"食事や運動量の変化"のところの❷の"運動量の減少"によるものが主因でしょう。

しかし、"薬物の影響"はどうでしょうか。内服薬を飲んでいないか、飲んでいれば、薬の種類を確認する必要があります。

また、"代謝・内分泌の異常"の❶の"脱水"はないのでしょうか。突然の生活環境の変化に由来する"精神・心理的要因"もあるでしょう。それぞれの要因が、どの程度作用しているのかを考えましょう。このように1つの事象を、分析して考える習慣が大切です。

● 観察とケアのポイント

医療面接のポイント

話題が話題なだけに、患者さん自身からは言い出しにくかったり、「まさか便通とは関係ないだろう」と患者さんが思っていることもあるでしょう。それらを上手に聞くことが必要です。

① 日常の便通習慣と、その変化を尋ねる

普段から1日2回のお通じがあった人が、2日に1回になってしまったとすれば、便秘でしょう。しかし、日ごろから2日に1回だった人にとっては、便秘ではありません。

意外な落とし穴は、生活時間帯が不規則な職業。国際線の客室乗務員や夜勤の多い看護師には、便秘が多いのです。

② 環境の変化や、ストレスがないかを確認する

転居の有無や家族構成の変化、また、旅行、受験などのストレスがないかは、確認しておくべきポイントの1つです。

③ 食事内容や、何か薬を飲んでいないか確認する

食事内容の確認は、必須です。また、不整脈の薬など、本人は便秘の原因にはなうないと思っているような薬で、便秘をきたすこともしばしばあります。抗生物質もそうです。

④ 全身状態に異常がないか尋ねる

例えば、甲状腺機能低下症では、寒さに弱くなり、肌は冷たく、気持ちも下向きになり、同時に便秘をきたします。

⑤ 排便時の異常がないか確認する

よく聞いてみると、「排便時に肛門あたりに痛みがあって……」というケースもしばしばありますが、若い女性ではなかなか言い出しにくいものです。

表1 ● 便秘の原因別分類と主な病態①

分類	主な病態	分類	主な病態
食事や運動量の変化	① 食物繊維の少ない食事 ② 運動量の減少（例えば、入院中など）	薬物の影響	① 消化管内容物に影響を与えるもの 　● 胃の制酸薬 　● X線検査に用いるバリウム ② 消化管の神経や筋肉に抑制的に作用したり運動機能に影響を与えるもの 　● 抗うつ薬 　● 抗けいれん薬 　● 筋弛緩薬 　● 鎮痛薬
結腸、直腸、肛門の障害	① 過敏性腸症候群 ② 大腸憩室症 ③ 筋肉疾患 　● 筋強直性ジストロフィーなど ④ 強皮症 ⑤ 器質的狭窄 　● 良性狭窄【例：癒着 用語】 　● 悪性狭窄【例：大腸がん】 　● 大腸の外からの圧迫【例：子宮筋腫】 　● 腸重積 用語 ⑥ 直腸・肛門の疾患 　● 直腸炎 　● 直腸脱 　● 痔核	精神・心理的要因神経疾患	① 中枢性 　● 脳血管障害 　● 脳腫瘍 　● 脊髄外傷 　● 多発性硬化症 　● パーキンソン症候群 ② 末梢性 　● 自律神経障害 　● 巨大結腸症（ヒルシュスプルング病） 　● アミロイドーシス 用語
代謝・内分泌の異常	① 脱水 ② 高カルシウム血症 ③ 甲状腺機能低下症 ④ 糖尿病自律神経障害		

表2 ● 便秘の原因別分類と主な病態②

器質性便秘
腸管やほかの腹部臓器の疾患に基づく腸内容物の通過障害によるもの

機能性便秘	
一過性便秘	生活環境や精神的要因に基づく一時的な便秘
慢性（常習性）便秘	腸管の機能異常が持続するもの ● 弛緩性便秘 高齢者や長時間臥床していた入院患者さんなどによくみられるもの。腸管の緊張や蠕動運動が低下することにより、腸内容物の輸送が遅くなった状態。慢性（常習性）便秘の中で最も多い。 ● けいれん性便秘 腸管が過度に緊張することにより起こる。そのため、便は固く、コロコロとした感じになる。精神的緊張が誘因となるので、若年層に多い。 ● 直腸性便秘 直腸内に便があっても、排便が困難な状態。肛門部に疾患のある人や、勤務体系が不規則な職業の人に多い。

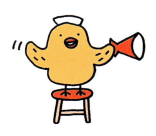

看護につなげる　豆知識

便の表現

　一般的には「大便」とか「小便」といいますが、医療用語では便に大小をつけません。「大便」は「糞便」ないしは「便」、「小便」は「尿」といいます。

　しかし、患者さんとの会話で「今日は、糞便が出ましたか？」などと聞いても通じません。かといって「大便は黒っぽくなかったですか？」というのもいささか単刀直入すぎます。

　そんなときは「お通じ」という言葉が便利。小児科では「ウンチ」が最もポピュラーな表現です。ともかく、どう呼ぼうと、これがスッキリと出ないのは不快です。

観察の手順

腹部の視診→聴診→打診→触診を順に行い、状態をチェックしていきます（腹部の区域と名称は、p.51参照）。

① 腹部を視る

まず、腹部を眺めてみましょう。やせている患者さんであれば、下腹部から左腸骨部のあたりに注目して、膨隆がないかどうかをみてください。

② 聴診で腸雑音を確認する（図3）

次に聴診器で、腸雑音が亢進していないかを確認することも忘れてはなりません。

③ 打診をする（図4）

そして医師がするように、左手の中指を患者さんの腹壁に当てて、右手の中指で腹壁に当てたほうの中指の中指骨を軽く叩いて打診してみましょう。

特に脾湾曲部がポンポンと太鼓を叩くような音であれば、そこにはガスがたまっているという証拠です。

④ 触診をする（図5）

触診では、左腸骨部の深いところを探ってみましょう。ソーセージ様に触れれば、S状結腸に便がたまっているためでしょう。

⑤ 直腸（指）診をする（図6）

可能ならば、直腸指診もしましょう。患者さんには、左を下にした側臥位になって、お尻を突き出した姿勢をとっていただきます。ディスポーザブルの手袋をはめ、人差し指に潤滑剤をたっぷりとつけてから、そっと肛門から指を入れます。

そして"肛門部に異常がないか""肛門括約筋の緊張具合はどうか""便が直腸まで下りてきているか"などを確認しましょう。

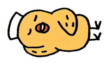

図3●聴診

- 打・触診により腸の蠕動運動が促進してしまうので、その前に聴診する。普段から練習しておかないと、異常かどうかの判断ができない（聴診器を当てている部位と赤丸が、聴診部位）。

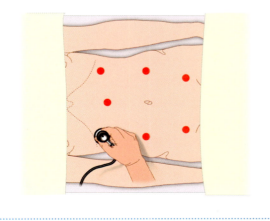

図4●打診

- 利き手でないほうの手を軽く腹壁に当て、利き手の中指を曲げて、腹壁に当てた手の中指の先から約3cmのところをポンポンと軽く叩く。

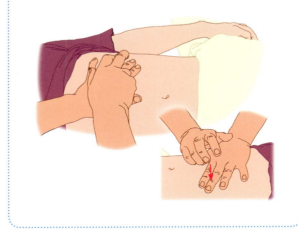

図5 ●触診

- 利き手を腹壁に当て、人差し指、中指、薬指の3本で探る。利き手でないほうの手は、触診する指が左腸骨部（ひだりちょうこつぶ）の深いところまで達するように押す。

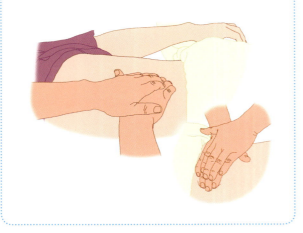

図6 ●直腸指診時の体位

- まず患者さんによく説明してから、お尻を検者の方向に突き出すような左側臥位（そくがい）になってもらう。ほかの部分はタオルケットなどで覆う。

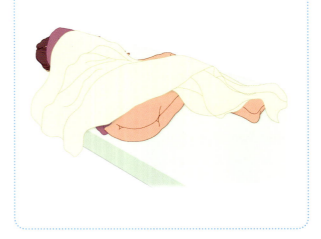

原因によってケアを選択

まず、便秘の原因が何であるのかが問題で、それによってもケアの仕方がまったく異なります。

例えば、受験生で心理的な要因が大きいと考えられる便秘であれば、そのしくみを説明します。患者さんがストレスから便秘になることを理解できれば、改善に向かうかもしれません。

しかし、器質性病変があって便秘をきたしているのに、便通がよくなるような食事指導をしたら、どうなるでしょうか。あたかも大勢の人が狭い出口に殺到しているときに、後ろから押すような状態と同じで、危険ですらあります。

薬剤が原因の便秘の場合は、便秘するからといって、その薬を止めてしまうわけにはいかないでしょう。そんなとき、緩下薬（かんげやく）を用いるにしても、その効果には個人差もあります。

たかが便秘と考えず、必ず、患者さん・医師・看護師の3者で相談し、最良のケアを選択することが大切です。

下痢
げり

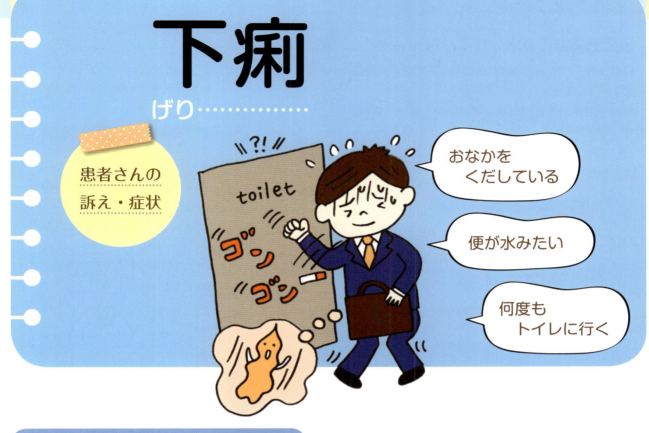

患者さんの訴え・症状

おなかをくだしている

便が水みたい

何度もトイレに行く

●症状の定義と特徴

　下痢とは「一定以上の水分を含んだ糞便を排泄すること」です。便に含まれる水分量が、そう多くなければ「お通じが少しやわらかい」程度です。次いで「おなかがゆるい」となり、「シャーッ」という状態だと「水みたいな便」という表現になります。

　しかし、「少しやわらかいけれども、普段からこんなもの。だから異常とは思わない」という人もいるので、どこまでが下痢ではなく、どこからが下痢なのか、線引きは難しい問題です。

　下痢は、またの名前を「はらくだし」といいます。この「くだし」というのは、腸の中を通過する速度が異常に早いという意味で、水分が多くなければ早く通過することはできません。そして、通過が早ければ、当然トイレに駆け込む回数も増えます。

　1日に出る便の重さは何gくらいか、考えたことがありますか。

　個人差があるうえに、同じ人でも食事の内容や体調によって便の重さに変動があります。じつは文献によってもバラバラなのです。1日100g以上は異常だとする記載もあれば、250g以上だと水分が多いことを意味しているので下痢と解釈すると書いてあるものもあります。平均的には200g程度がめやすになるでしょう。

　そこで下痢の定義。下痢とは、❶便の水分量、❷便通回数、❸便重量の3つが増加した状態である、ということができます。

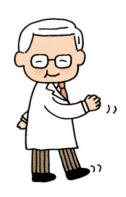

●症状が起こるしくみ

消化管における水分バランス

健康な成人の消化管に流れ込んでくる水分量の概算を図1に示しました。

食物や飲水から摂った水分と、唾液、胃液、膵液、胆汁を合計すると、1日約8Lの水分が小腸に流れ込んできます。それに小腸で約1Lの腸液が分泌されるので、合計で約9Lになります。

9Lの約80%、7.5Lは小腸で吸収されます。そのため結腸にまで至る水分量は、1.5〜2L程度です。そのうちの約90%は結腸で吸収されてしまうので、糞便として排泄されるときの水分量は、100〜200mLということになります。

小腸に流れ込んできたばかりの食物は、ほとんど水

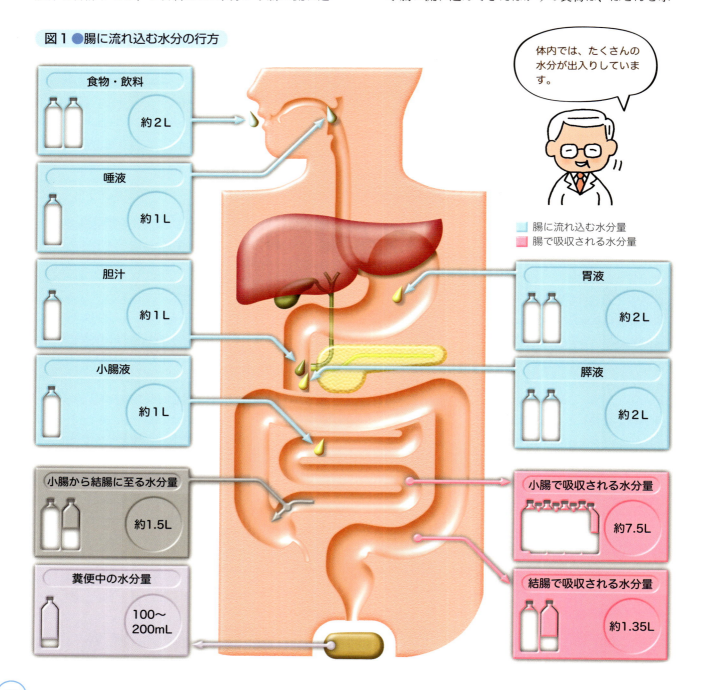

図1 ●腸に流れ込む水分の行方

溶液のような状態です。それが空腸、回腸と流れ下って上行結腸にたどり着くころは、粥状ないし泥状です。そこから水分が吸収されて、通常の便の状態になります。

結腸は、1日に最大5～6Lの水分を吸収する能力をもっています。しかし、この能力以上の水分が小腸から流れ込んできたり、何かの理由で結腸粘膜に障害をきたしたり、大腸の蠕動運動が通常よりも亢進すると、下痢になります。

消化管運動の神経支配

消化管運動は自律神経系によってコントロールされています。自律神経系は交感神経と副交感神経とに大別され、それぞれの神経系には図2のような神経があって消化管を支配しています。

そして交感神経刺激は胃や腸の運動を抑制し、副交感神経刺激は運動を促進します。交感神経と副交感神経は拮抗的にはたらくので、交感神経遮断薬を用いると、副交感神経のはたらきのほうが強くなります。そこで、下痢に傾くことになります。

下痢の分類別にみた病態生理

下痢は、急性下痢と慢性下痢に大きく分かれます。

急性下痢とは、皆さんも経験があるでしょうが、急に発症し、しばしば腹痛を伴い、1日に4回以上排便がある状態で、持続期間が2週間未満のものです。慢性下痢とは、下痢が3週間以上続いている状態です。また、下痢は発症機序から**表1**のように分類されます。

① 浸透圧性下痢

非吸収性で浸透圧【用語】の高い物質が消化管内にあると、体内の水分は浸透圧の高いほうへと引っ張られて移動します。

その結果、消化管内には水がたまることになりますから、下痢に傾きます。この例として、下剤のマグネシウム塩の過量服用、ラクツロース治療【用語】、先天性乳糖不耐症などがあります。

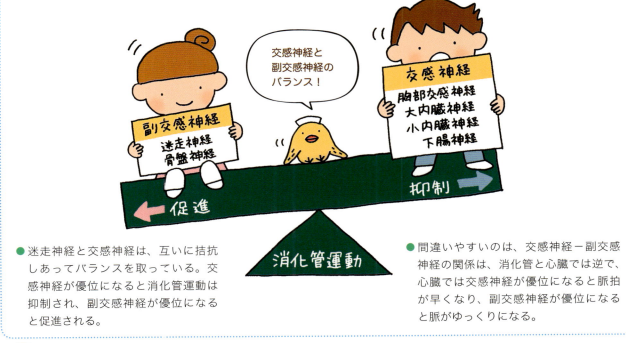

図2 ● 消化管運動の神経支配

- 迷走神経と交感神経は、互いに拮抗しあってバランスを取っている。交感神経が優位になると消化管運動は抑制され、副交感神経が優位になると促進される。

- 間違いやすいのは、交感神経－副交感神経の関係は、消化管と心臓では逆で、心臓では交感神経が優位になると脈拍が早くなり、副交感神経が優位になると脈がゆっくりになる。

【用語】 p.161～173の用語解説を参照

② 分泌性下痢

消化管粘膜における水や電解質の分泌が異常亢進し、吸収のほうがそれに追いつかない状態です。細菌でつくられる毒素のエンテロトキシン、ウイルス性腸炎などによる下痢が、その例です。

③ 炎症性滲出性下痢

粘膜の正常構造が破壊されると、水を吸収することができなくなり、下痢になります。さらに悪化して粘膜に潰瘍が形成されれば、血漿の滲出や出血をきたすでしょう。偽膜性大腸炎や急性潰瘍性大腸炎などが、その例です。

④ 消化管運動の亢進による下痢

腸内細菌 用語 の過増殖や、消化管粘膜と内容物との接触時間の減少は、消化管運動に変化をきたすので、下痢の原因になり得ます。ただし、それには、腸内細菌の変化や粘膜と内容物との接触時間に変化をきたす、もともとの原因が何かあるはずです。

表1● 下痢の分類と原因

		急性下痢をきたす原因	慢性下痢をきたす原因
浸透圧性下痢		●塩類性緩下薬の使用 ●ラクツロース治療 ●制酸薬（マグネシウム薬）の使用	●長期の緩下薬使用 ●乳糖不耐症 ●吸収不良症候群 ●胃切除後症候群
分泌性下痢	粘膜障害のないもの	●緩下薬の使用 ●大腸菌エンテロトキシン ●コレラ ●サルモネラ	●長期の緩下薬使用 ●カフェイン、アルコール ●胆汁酸吸収不全（回腸切除、胆嚢摘出後） ●脂肪便 ●内分泌性（甲状腺髄様がんなど）
	粘膜障害のあるもの	●食事性アレルゲンに対する急性アレルギー反応 ●急性ウイルス性腸炎 ●急性細菌性腸炎（サルモネラ、赤痢、キャンピロバクター、腸炎ビブリオなど） ●急性寄生虫感染症（アメーバ赤痢など）	●吸収不良症候群 ●慢性寄生虫感染症（クリプトスポリジウムなど） ●炎症性腸疾患（クローン病、潰瘍性大腸炎） ●薬剤の使用 ●放射線腸炎
炎症性滲出性下痢		●偽膜性大腸炎（抗菌薬関連） ●急性潰瘍性大腸炎 ●赤痢	●炎症性腸疾患
消化管運動の亢進による下痢		●薬剤（プロプラノロール、キニジン、緩下薬）の使用	●過敏性腸症候群 ●長期の緩下薬使用 ●糖尿病性下痢 ●甲状腺機能亢進症 ●薬剤（プロプラノロール、キニジンなど）の使用 ●カルチノイド症候群

●観察とケアのポイント

医療面接で確認すること

① 急性下痢か慢性下痢か

突然発症し、腹痛を伴って1日に4回以上、トイレに駆け込むのであれば急性下痢です。下痢が1か月も続いているのは慢性下痢です。

② 食事の内容、一緒に食事をした人の様子

急性下痢の場合は、腸管感染症である場合が多いので、食事内容の確認は必須事項です。

どんな食事を摂ったか、一緒に食事をした人がいれば、その人たちの様子も聞きましょう。

③ 便の状態

排便の回数、軟便か水様便か、色調、血液や粘液が混入していないか、などについて、患者さん自身、気がついているかもしれません。

④ 随伴症状

腹痛の有無や部位、嘔吐と発熱はないか。
慢性下痢の場合は、体重減少の有無も確かめましょう。

⑤ その他

既往歴、海外旅行の有無、抗生物質やそのほかの薬剤の服用歴、精神的ストレス、ペットの飼育の有無などを、尋ねておかなければなりません。

観察項目

① 皮膚と口腔内

皮膚は乾燥していないか、弾力性は正常範囲か、舌は乾燥していないか。

これらは、特に小児や高齢者において、脱水の程度を知るための必須事項です。

② 便の性状

下部消化管疾患の診断に際しては、便の観察が不可欠です。携帯便器にしてもらい、軟～水様便、色調、臭気、血液や粘液の混入の有無を確かめましょう。

医師とともに観察し、感染症が疑われるのであれば、培養検査（用語）を行うかどうかを検討しましょう。

脱水対策

著しい脱水状態であれば、補液（用語）の指示があるでしょう。高齢者では、脱水があるからといって急激な補液を行うと心臓へ負担がかかりますから、注意が必要です。

水や電解質（ナトリウムやカリウムやクロールなど）（用語）のバランスは、普段はどのように保たれているか、どんなときにそのバランスが乱れるのかを、一覧表にまとめておくと便利です。

感染症が疑われた場合の対処

医師の指示により、抗菌薬による治療が行われることになるでしょう。

感染対策としては、院内感染対策マニュアルが作られていれば、それに則って対処するか、医師の指示に従ってください。

感染症や食中毒のなかには、保健所に届出が必要なものもあります（**表2**）から、医師や事務担当者との十分な連携が必要です。

表2 ● 感染症法に基づき医師が保健所への届出が必要な疾患（平成28年2月15日改正）

類型	疾患名	届け出の方法
1類感染症	❶ エボラ出血熱　❷ クリミア・コンゴ出血熱　❸ 痘そう　❹ 南米出血熱　❺ ペスト　❻ マールブルグ病　❼ ラッサ熱	ただちに届出
2類感染症	❶ 急性灰白髄炎　❷ 結核　❸ ジフテリア　❹ 重症急性呼吸器症候群（病原体がコロナウイルス属SARSコロナウイルスであるものに限る）　❺ 中東呼吸器症候群（病原体がベータコロナウイルス属MERSコロナウイルスであるものに限る）　❻ 鳥インフルエンザ（H5N1）　❼ 鳥インフルエンザ（H7N9）	ただちに届出
3類感染症	❶ コレラ　❷ 細菌性赤痢　❸ 腸管出血性大腸菌感染症　❹ 腸チフス　❺ パラチフス	ただちに届出
4類感染症	❶ E型肝炎　❷ ウエストナイル熱　❸ A型肝炎　❹ エキノコックス症　❺ 黄熱　❻ オウム病　❼ オムスク出血熱　❽ 回帰熱　❾ キャサヌル森林病　❿ Q熱　⓫ 狂犬病　⓬ コクシジオイデス症　⓭ サル痘　⓮ ジカウイルス感染症　⓯ 重症熱性血小板減少症候群（病原体がフレボウイルス属SFTSウイルスであるものに限る）　⓰ 腎症候性出血熱　⓱ 西部ウマ脳炎　⓲ ダニ媒介脳炎　⓳ 炭疽　⓴ チクングニア熱　㉑ つつが虫病　㉒ デング熱　㉓ 東部ウマ脳炎　㉔ 鳥インフルエンザ（鳥インフルエンザ[H5N1およびH7N9]を除く）　㉕ ニパウイルス感染症　㉖ 日本紅斑熱　㉗ 日本脳炎　㉘ ハンタウイルス肺症候群　㉙ Bウイルス病　㉚ 鼻疽　㉛ ブルセラ症　㉜ ベネズエラウマ脳炎　㉝ ヘンドラウイルス感染症　㉞ 発しんチフス　㉟ ボツリヌス症　㊱ マラリア　㊲ 野兎病　㊳ ライム病　㊴ リッサウイルス感染症　㊵ リフトバレー熱　㊶ 類鼻疽　㊷ レジオネラ症　㊸ レプトスピラ症　㊹ ロッキー山紅斑熱	ただちに届出
5類感染症の一部	❶ アメーバ赤痢　❷ ウイルス性肝炎（E型およびA型を除く）　❸ カルバペネム耐性腸内細菌科細菌感染症　❹ 急性脳炎（ウエストナイル脳炎、西部ウマ脳炎、ダニ媒介脳炎、東部ウマ脳炎、日本脳炎、ベネズエラウマ脳炎およびリフトバレー熱を除く）　❺ クリプトスポリジウム症　❻ クロイツフェルト・ヤコブ病　❼ 劇症型溶血性レンサ球菌感染症　❽ 後天性免疫不全症候群　❾ ジアルジア症　❿ 侵襲性インフルエンザ菌感染症　⓫ 侵襲性髄膜炎菌感染症　⓬ 侵襲性肺炎球菌感染症　⓭ 水痘（入院例に限る）　⓮ 先天性風しん症候群　⓯ 梅毒　⓰ 播種性クリプトコックス症　⓱ 破傷風　⓲ バンコマイシン耐性黄色ブドウ球菌感染症　⓳ バンコマイシン耐性腸球菌感染症　⓴ 風しん　㉑ 麻しん　㉒ 薬剤耐性アシネトバクター感染症	侵襲性髄膜炎菌感染症および麻しんはただちに届出 その他の感染症は7日以内に（風しんはできるだけ早く）届出

黄疸
おうだん

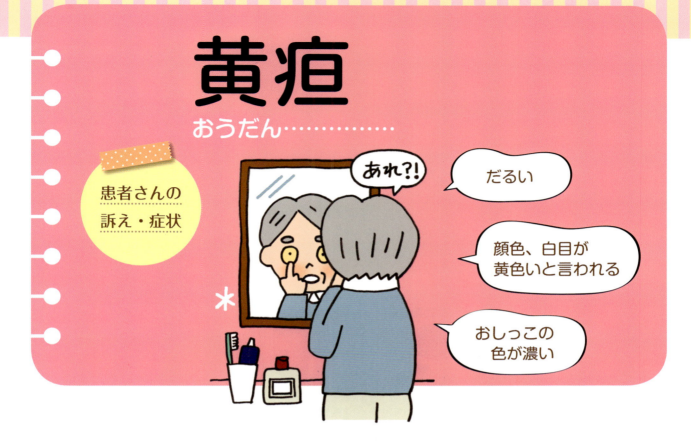

患者さんの訴え・症状

- あれ?!
- だるい
- 顔色、白目が黄色いと言われる
- おしっこの色が濃い

●症状の定義と特徴

「先週はじめから、なんとなく体がだるい、とても疲れる」「食欲がまったくない、むかむかする」「今朝、起きたら、オシッコの色がいやに濃い」。ある患者さんが家族にそう話をしたところ、「そういえば、白目が少し黄色いんじゃない？」と言われ、あわてて鏡を見たそうです。

「ホントだ！ 白目が黄ばんでいる。そのせいか、手のひらも黄色っぽい」ということで、急いでかかりつけである内科の先生のところに駆け込みました。

先生は、白目や上半身の皮膚や手のひらをみてから、腹部を診察し、「すぐオシッコの検査をしましょう」と言いました。尿を採ってみると、茶色味がかった紅茶のような色でした。

先生は「やっぱり、オウダンです。病院を紹介しますから、これからすぐ行ってください」とのこと。はてさて、オウダンって？

黄疸とは血液中のビリルビン濃度が高くなりすぎて、皮膚が黄色くなることです。全身の皮膚ばかりではありません。白目や尿までが、黄色くなります。いったいどんなときに黄疸になるのでしょうか。

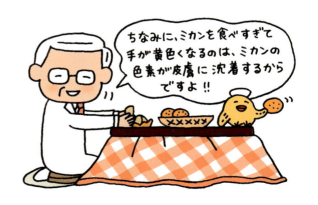

ちなみに、ミカンを食べすぎて手が黄色くなるのは、ミカンの色素が皮膚に沈着するからですよ!!

●症状が起こるしくみ

ビリルビンの由来

ゲェゲェ吐いて、もう胃の中には吐くものがない、それでも吐き気が治まらないと、黄色い水を吐くことがあります。あの黄色い水は、どこからくるのでしょうか。

便がコゲ茶色ないし黄土色をしているのはなぜでしょうか。

それは、吐いた水の色と便の色、両方ともに胆汁が混ざっているからなのです。

ビリルビンを漢字で表現すれば「胆汁色素」、つまり胆汁に含まれている色素という意味です。胆汁は何を材料として、どこで作られ、どのようにして腸に流入してくるのでしょうか。図1で復習しましょう。

図1 ●胆汁の生成と行方

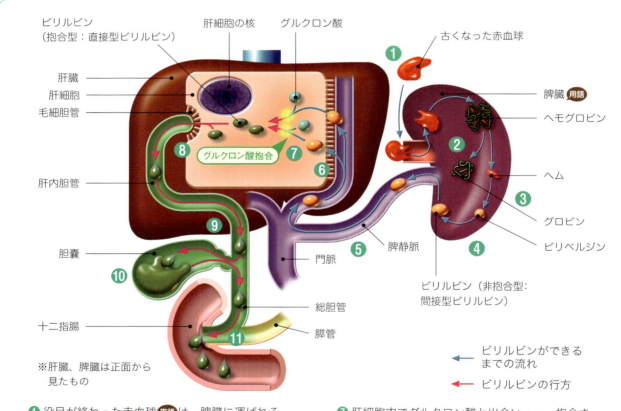

❶ 役目が終わった赤血球 用語 は、脾臓に運ばれる。
❷ 赤血球の中のヘモグロビンが、ヘムとグロビンに分別される。
❸ ヘムがビリベルジンになり、さらに……
❹ 間接型ビリルビンになって……
❺ 脾静脈から門脈を経て、肝臓へと運ばれる。
❻ 肝細胞に入り……
❼ 肝細胞内でグルクロン酸と出会い……、抱合され（グルクロン酸抱合 用語）、直接型ビリルビンになる。
❽ 直接型ビリルビンは胆汁の成分として、毛細胆管に分泌される。
❾ 肝内胆管を通って、肝臓から出る。
❿ 胆汁は胆嚢で約50倍に濃縮される。
⓫ 総胆管は膵管と合流して、ファーター乳頭部から十二指腸へと流入する。

用語 p.161〜173の用語解説を参照

ビリルビンの分類

図1に示したように、ビリルビンには、非抱合型ビリルビンつまり**間接型ビリルビン**と、抱合型ビリルビンすなわち**直接型ビリルビン**とがあります。両者とも、それぞれ名前を2つもっていますが、臨床的には後者、すなわち、間接型ビリルビンと直接型ビリルビンという名前で呼んでいます。そして間接型と直接型ビリルビンを合わせたものを総ビリルビンといいます。

健康な人の血液中のビリルビン値は次のとおりです。

- 総ビリルビン；0.3〜1.2mg/dL
- 直接型ビリルビン；0.1〜0.5mg/dL
 （間接型ビリルビンは、総ビリルビンから直接型ビリルビンを差し引いた値）

黄疸の原因となる疾患

黄疸とは、血液中のビリルビン濃度が高くなりすぎること、つまり**高ビリルビン血症**の症状です（**表1**）。その原因は何か、を一応頭に入れておきましょう。簡単な原因別分類を**図2**に、もう少しハイグレードな原因別分類を**表2**に示しました。

① 溶血性貧血

溶血性貧血とは、いろいろな原因により赤血球が破壊されてしまうことにより生じる貧血です。そのため、**図1**に示した「ヘム→ビリベルジン→ビリルビン」というルートにより、血液中のビリルビンが増えてしまいます。これは肝臓に到達する前のビリルビンですから、間接型ビリルビン優位の高ビリルビン血症です。もちろん肝臓は悪くなく、胆汁の流れにも問題はありません。

表1 ● 高ビリルビン血症をきたす病態

	直接型ビリルビン優位の場合	間接型ビリルビン優位の場合
血中総ビリルビンの高度増加 （15mg/dL以上）	● 閉塞性黄疸（膵頭部がん、胆管がん、肝がん、総胆管結石） ● 急性肝炎 ● 原発性胆汁性胆管炎	（間接型ビリルビンの値が優位で、血中総ビリルビンが15mg/dL以上になるような病態はない）
血中総ビリルビンの軽度増加 （1.3〜15mg/dL）	● 急性肝炎、慢性肝炎、肝硬変、アルコール性肝炎 ● 閉塞性黄疸（総胆管結石、転移性肝がん） ● 薬剤性肝炎、体質性黄疸の一部	● 溶血性貧血 ● 体質性黄疸の一部 ● 新生児黄疸

② 急性肝炎

胆汁は肝細胞で作られます。この肝細胞や肝組織自体がウイルスや薬剤などで破壊されれば、作りかけの胆汁やすでに毛細胆管の中にあった胆汁が、肝内の血管に流れ込んできてしまいます。これは直接型ビリルビン優位の高ビリルビン血症です。

③ 膵頭部のがん

十二指腸がカーブするCの字のくぼみのところには膵頭部がはまり込んでいます。膵管は総胆管と合流してから、十二指腸のファーター乳頭部（にゅうとうぶ）のところに胆汁を注ぎます。

そのため膵頭部にがんができて腫れると、総胆管を圧迫してせき止めてしまいます。そうなると胆管の上流部で胆汁があふれ、血管内に流れ込んできてしまい、高ビリルビン血症になります。もちろん、このときのビリルビンは、胆汁の中のビリルビンですから直接型ビリルビンです。

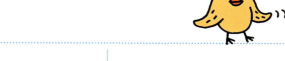

図2 ● 黄疸の分類

❶ 肝前性黄疸	❷ 肝性黄疸	❸ 肝後性黄疸
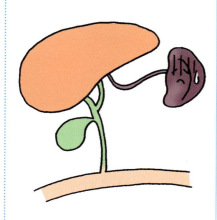	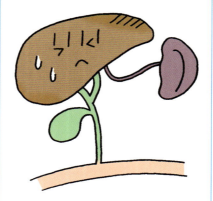	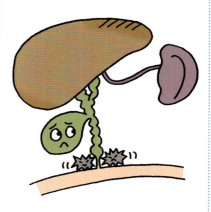
●肝臓に流入する前の血液が、すでに高ビリルビン血症になっている。 ●赤血球がどんどん破壊処理されてしまうような病態（例：溶血性貧血）では、血液中の間接型ビリルビンが過剰になり、黄疸になる。	●肝臓そのものに原因がある。 ●肝細胞が破壊されるような病態（例：急性ウイルス性肝炎）や、肝内胆汁うっ滞（例：薬剤性肝障害）では、血液中の直接型ビリルビンが過剰になり黄疸になる。	●肝臓で作られた胆汁の流れが、せき止められたことによる。「閉塞性黄疸」ともいう。 ●総胆管が詰まるような病態（例：総胆管結石や膵頭部がん）では、血液中の直接型ビリルビンが過剰になり、黄疸になる。

表2 ● 黄疸の主な原因

1 ビリルビンの過形成	例	先天性あるいは後天性の溶血性貧血
2 ビリルビンの肝細胞への取り込み低下	例	Gilbert症候群
3 ビリルビンの抱合※の低下	例	Crigler-Najjar症候群、新生児黄疸
4 ビリルビンの排泄障害	例	Dubin-Johnson症候群、Rotor症候群
5 肝細胞障害	例	ウイルス性肝炎、自己免疫性肝炎、薬物による肝障害、肝硬変
6 肝内胆汁うっ滞	例	薬物による肝障害、原発性胆汁性胆管炎
7 肝外性胆管閉塞（閉塞性黄疸）	例	胆管や膵頭部の悪性腫瘍、胆石症

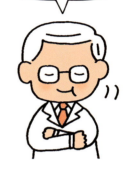

欧文の人の名前がついた症候群を記憶する必要はありません。「ふーん、こんな名前の病気があるんだ」という程度でよいです。

※「ビリルビンの抱合」とはグルクロン酸抱合のこと。図1を参照。

● 観察とケアのポイント

早期発見が重要

黄疸の早期発見には、白目（正確には眼球結膜）と、尿の色に注目することが大切です。

① 眼球結膜をみる

普段から、健康な人の眼球結膜をみておきましょう。ひとくちに眼球結膜といっても、本当に白い人、薄く青みがかった白のように見える人、黄色みがかった白のように見える人、ピンクがかった白のように見える人など、個人差があるものです。

「だるい」「疲れやすい」という訴えの患者さんの眼球結膜を見て、「オヤ？ 黄疸では」と見抜けるくらい経験を積んでください。図3に示したように眼球結膜の奥のほうを観察するとよいでしょう。

② 尿の色をみる

眼球結膜に黄疸が認められるようになる前に、患者さんは「尿の黄色みが強いなぁ。水を飲む量が少なかったのかな？」と感じているはずです。その段階で検尿をして、試験紙でチェックすればビリルビン尿が検出できます（図4）。

そうこうしているうちに、紅茶のような色、番茶のような色、薄いコーラのような色などと表現される状態になっていくでしょう。

観察項目と内容

① 皮膚の色を確認する

色の黒い人や日に焼けている人では、黄疸の発見が遅れて当然です。普段の皮膚の色合いと違うか尋ねましょう。

手のひらの色は、ミカンの食べすぎや糖尿病でも少し黄色みがかって見えることを知っておいてください。高度の貧血の人の手のひらも、黄色みがかって見える場合があります。

皮膚の色の観察は、自然光をうまく取り入れた部屋で行うのが鉄則です。

② 便の色を確認する

黄疸の患者さんでは、便の肉眼的観察を怠らないようにしましょう。

閉塞性黄疸で、胆管が完全に閉ざされると、便が灰色っぽくなります。胆管の閉塞が改善してくれば、便

の色が元通りになってきます。

　胆管の完全閉塞がある場合は、体外から胆管にチューブを挿入して胆汁を体外に排出させます。それにより黄疸は軽減しますが、便の色は相変わらず灰白色です。

対応は患者ごとに異なる

　表2のように黄疸の原因は、体質性のものから悪性腫瘍までさまざまなので、原因によってケアの仕方がまったく異なります。そのためには、それぞれの患者さんごとに主治医との密接な連携が欠かせません。

図3●眼球結膜の観察（右眼の場合）

観察手順

❶ 患者さんに左前下方を見てもらう。

❷ 検者の左母指で患者さんの上眼瞼を右上方に引き上げ、B〜Aの部分を観察する。

❸ 図のA、Bの部分では、Bのほうが黄色みが強くなっている。

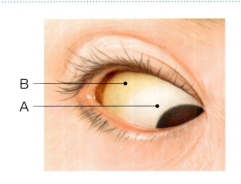

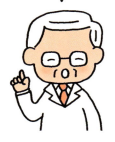

普段から健康な人の眼球結膜を観察していると、黄疸の患者さんでは、黄色みがBからAの方向へ向かってくるのがわかります。

図4●ビリルビン尿

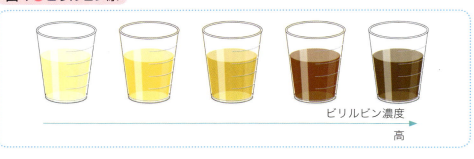

ビリルビン濃度 高

口渇

こうかつ……………

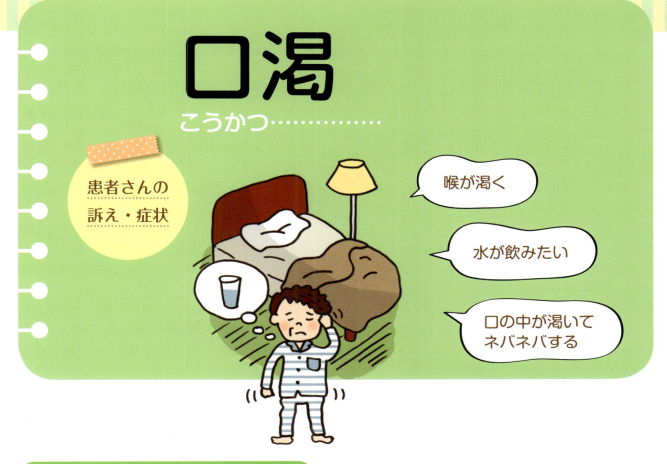

患者さんの訴え・症状

- 喉が渇く
- 水が飲みたい
- 口の中が渇いてネバネバする

●症状の定義と特徴

　口渇には2種類あります。

　患者さんが会話のなかで、「口渇があります」と言うことはありません。口渇とは日常用語ではないからです。たぶん、「のどが渇く」とか「口が渇いてネバネバする」と言うでしょう。それらをひっくるめたのが「口渇」です。

　でも、この表現からもわかるように、「のどが渇く」と「口が渇く」とでは微妙に違います。「ああ、のどが渇いた！」と言うときは、「水が飲みたい」と続くでしょう。つまり水分摂取に対する要求で、いわば真の口渇です。

　一方、「口が渇いてネバネバする」というのは、ネバネバして不快なので「口をすすぎたい」という場合です。これは口の中の粘膜の乾燥や唾液分泌の低下により生じる訴えで、正確には口腔内乾燥感です。

皆さんのなかにも、両方を体験したことがある人は多いはずです。

　夏の暑い日に汗をかいた後は「水が飲みたい」と感じるでしょうし、風邪をひいて鼻が詰まったまま口を開けて眠ってしまったときには、口の中がネバネバベタベタして「口の中を湿らしたい」と思うでしょう。

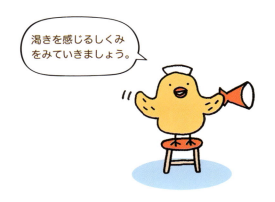

渇きを感じるしくみをみていきましょう。

●症状が起こるしくみ

口渇を感じる中枢

　血液などの物理的・化学的性質は、常に一定の状態に維持されています。この「一定に維持されている状態」のことを、W.B.Cannonという学者は「ホメオスターシス」と名づけました。日本語では「生体内恒常性」と翻訳されています。

　血漿浸透圧や循環血漿量に異常をきたすと、生体はいち早くそのことを感じとって、ホメオスターシスを維持するための調節機構をはたらかせます。

　すなわち、脳内の口渇中枢が血漿浸透圧の上昇や循環血漿量の減少を感知して、口渇を感じさせて水分摂取を要求します。これはホメオスターシス維持のためなのです。

　口渇中枢は視床下部の前部にあります。血漿浸透圧の上昇や循環血漿量の減少があると、口渇中枢が刺激されます（図1）。

　そのほかの血漿浸透圧が上昇し循環血漿量が減少した場合のホメオスターシス維持機能として、図1の右の下垂体を介するルートのほかに、レニン－アンジオテンシン－アルドステロン系用語を介するルートもあり、これについて解説しておきます。

　腎臓の糸球体に出入りする血管に接して傍糸球体装置用語といわれる細胞群があります。ここでは常に循環血漿量を監視していて、循環血漿量が減少すると、そこからレニンという物質を血液中に分泌します。分泌されたレニンは、血液中にあるアンジオテンシノジェン（レニン基質ともいう）をアンジオテンシンⅠに変え、アンジオテンシンⅠはアンジオテンシン変換酵素によりアンジオテンシンⅡになります。このアンジオテンシンⅡには、①血管を収縮させて血圧を上げる

図1 ●ホメオスターシスを維持するしくみ

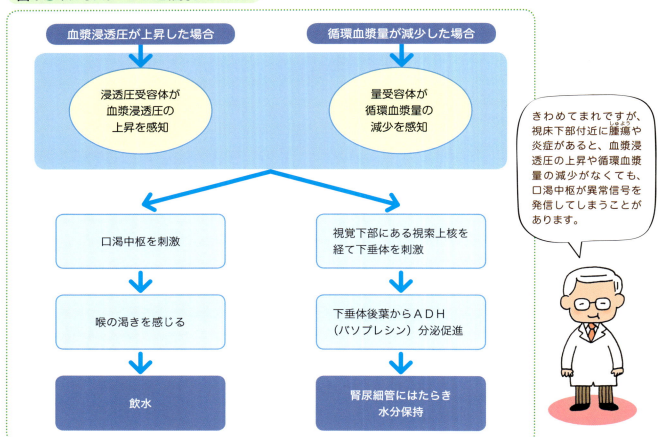

用語 p.161〜173の用語解説を参照

作用、②副腎皮質からアルドステロンを分泌させる作用の2つがあります。②により分泌されたアルドステロンは、腎臓の尿細管（集合管の部分）にはたらいてナトリウムと水の排泄を減らし、その結果、体内水分量は増えます。

つまり、体内の水分量や循環血漿量が減ると口渇を感じます。そうなると口渇中枢以外にも、下垂体を介する機能やレニン－アンジオテンシン－アルドステロン系もはたらいて、アルドステロン分泌が亢進して体内の水分を維持しようとはたらくのです。

真の口渇

"真の口渇"のときに水が飲みたくなるのは、飲水によって体液を正常状態に戻そうという欲求です。これは、①血液が濃縮された状態、つまり血漿浸透圧【用語】の上昇があるか、②血液が少なくなった状態、つまり循環血漿量が減少しているかです。"口腔内乾燥感"は、鼻づまりにより口呼吸しているか、唾液分泌が低下しているか、心理的なものかです。

口渇の原因を表1にまとめました。これらのうち、主なものについて少し異なった方向から解説しましょう。

① 脱水

脱水とは細胞の外の水分（細胞と細胞の間や血液中の水分）が少ない状態です。この原因は、水分摂取の不足、嘔吐、下痢、発汗、発熱、多尿などです。脱水では、体から水とナトリウムが失われていますが、両者のうちどちらがより不足しているかによって、高張性脱水、等張性脱水、低張性脱水に分類されます（図2）。

② 多尿

腎臓から体外に排泄される尿量が多すぎる場合です。

❶ 尿崩症

抗利尿ホルモン（antidiuretic hormone：ADH、バソプレシン【用語】、図3）分泌が不十分だったり、腎の尿細管がADHの作用に反応しなかったりすると、尿が止めどもなく出ることになります。これが尿崩症です。視床下部や下垂体後葉に原因がある場合を中枢性尿崩症、腎の尿細管の作用不全による場合を腎性尿崩症といいます。尿崩症になると、尿を濃縮することができませんから、薄い尿が1日に10Lも出てしまいます。そうなると当然体内の水分が失われるため、激しい口渇を生じます。

❷ 糖尿病

糖尿病では血糖値（血液のブドウ糖の値）が高くなりすぎ、尿中にどんどんブドウ糖が排泄されます。尿の浸透圧が高くなるのですから、一緒に水分も尿に移動し、多尿になります。その結果、脱水状態をきたして、著しい口渇を感じます。

表1 ● 口渇の原因

	"真の口渇"の場合
水分摂取の不足	● 慢性疾患などによる食欲不振 ● 消化管疾患や神経筋疾患による嚥下困難
腎以外からの水分や体液の喪失	● 嘔吐 ● 下痢 ● 発汗 ● 出血 ● 熱傷
血管外への水分や体液の移行	● うっ血性心不全 ● 肝硬変 ● ネフローゼ症候群
腎からの水分や体液の喪失	● 糖尿病 ● 尿崩症 ● 慢性腎不全 ● 低カリウム血症 ● 高カルシウム血症 ● 利尿薬
口渇中枢のある視床下部の腫瘍や炎症	● 視床下部に発生した腫瘍
	口腔内乾燥感の場合
唾液分泌の低下	● シェーグレン症候群 ● 加齢 ● 薬物
口腔内乾燥	● 鼻閉による口呼吸
心理的要因	● ストレス

図2 ● 脱水の種類

1 高張性脱水

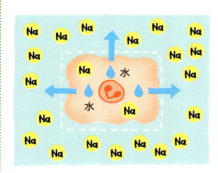

細胞外液中の水とナトリウムのうち、主として水のほうがより不足して細胞外液の濃度が高くなり、血漿浸透圧が上昇している状態である。そのため水が細胞内から外へと移動する。

血漿浸透圧
上昇↑　強い口渇がある
どんなときに起こる？
尿崩症

2 等張性脱水

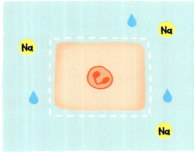

細胞外液中の水とナトリウムの両方が、同時に失われた状態である。

血漿浸透圧
変化なし→　口渇は生じにくい
どんなときに起こる？
食事摂取が不良のときなど

3 低張性脱水

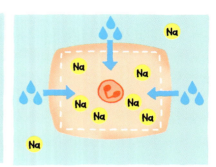

細胞外液中の主としてナトリウムが失われた状態である。細胞外液の濃度が低くなるため、細胞内へ水が移動する。

血漿浸透圧
低下↓　口渇はあまりない
どんなときに起こる？
脱水の不適切な治療など

③ 視床下部の障害

脳の視床下部という場所には口渇を感じる中枢（口渇中枢）があります。腫瘍や炎症でこの部分が障害されると、脱水でもないのに渇きの感覚を覚え、どんどん水を飲むことになります。

口腔内乾燥感

唾液の分泌が低下すると、口腔内乾燥感を覚えます。この原因には、シェーグレン症候群といって唾液分泌が低下する疾患や、胃酸分泌抑制薬、向精神薬、抗ヒスタミン薬など薬剤によるものがあります。また、加齢や心理的な要因でも生じます。

●観察とケアのポイント

口渇の見きわめ

"真の口渇"では飲水要求がきわめて強いのですが、口腔内乾燥感では口を湿らすことが主目的ですから、飲水量としてはそう多くはありません。

① 1日の飲水量

急激に起こった口渇ならば、その背景に発熱、嘔吐、下痢、過度の発汗がないかを確認します。多飲・多尿の有無やそのきっかけも知っておく必要があるでしょう。

最も多いのは糖尿病に伴う口渇です。糖尿病が疑われたなら、「夜、排尿に何回起きますか」と質問します。トイレに行くため、1〜2回以上起きることがわかったら、「トイレに行った後、冷蔵庫を開けて冷たいものを飲んだりすることはありませんか」と聞いてみてください。血糖値の高い患者さんの場合、トイレに起きた後の冷たい飲み物は定番なのです。

ストレスなどが原因の心因性の多飲では、本人もそれと気づいていないことが多いので、患者さんと心のふれあいができていないと、原因検索が難しくなる場合があります。強いていえば、夜間の口渇が少ないのが特徴です。

② 鼻づまりの有無

口腔内乾燥感の場合、患者さんによっては「のどが渇くのではなくて、口が渇く」と区別して訴える人もいますが、それはむしろまれです。「口が粘る」「パンやクッキーなどの、乾いた物が食べにくい」「食事のときに水をたくさん飲む」という訴えが多いのです。

会話するときに、鼻が詰まった声かどうか気にかけてください。鼻づまり声ならば、家族にイビキの状態も尋ねてください。耳鼻科的な疾患で鼻づまりのために口を開けて眠り、そのために朝は口の中がネバネバになっているのかもしれないのです。

図3 ● 抗利尿ホルモン(ADH, バソプレシン)のはたらき

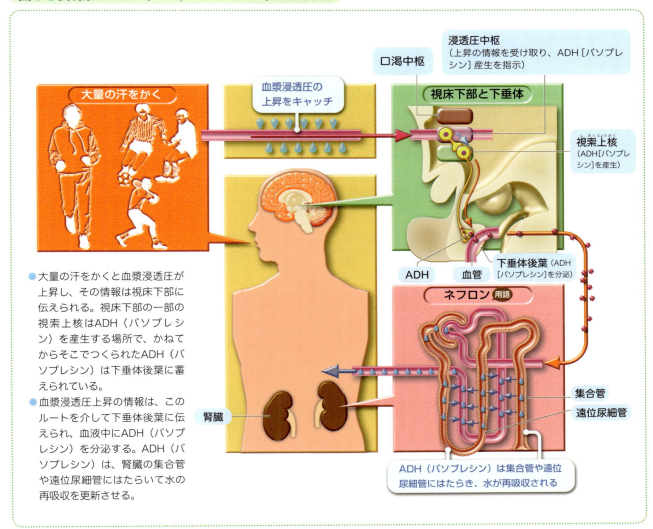

③ 服用中の薬がないか

　ある患者さんは「口が渇く」と内科外来を受診し、尿検査をしたところ、尿糖は陰性でした。「何か薬を飲んでいませんか」と聞くと、精神科医からの処方薬があることが判明しました。薬の服用の有無は必ず確認しましょう。

患者さん本人は、服用中の薬が口の渇きと関係しているとは考えていないこともあります。

高齢者の脱水に注意

　高齢の患者さんがぼんやりしていたり精神症状があったら、まず脳血管障害を疑います。しかし、脱水状態でも同じような症状をきたすので、皮膚に触って汗のかきぐあいや皮膚の乾きぐあいや弾力をみてください。舌の乾き、頻脈、血圧低下も脱水でしばしばみられる症状です。高齢者は、渇きの感覚が鈍くなっており、自身では口渇を訴えないので、それまで患者さんがどのような環境にいたか、水分摂取量や尿量についての家族からの情報は貴重です。

検査・治療時のケア

　検尿（比重、浸透圧、糖、タンパク、ケトン体）、血球数算定、血清生化学検査として血糖値、血清タンパク、BUN（blood urea nitrogen：血液尿素窒素）、電解質、浸透圧などの検査が行われ、それぞれの病態に応じた治療が行われるでしょう。

　治療が開始されてからの飲水量や尿量のチェックは必須項目です。水や電解質（ナトリウム、カリウム、クロールなど）用語 のバランスの乱れは、特に大切です。一定時間ごとに出納状況を示す一覧表に、その量を記入していってください。

　ベッドサイドでは、精神状態、口腔粘膜や舌の状態、皮膚の弾力性を観察しましょう。また、高齢の患者さんでは、脱水の補正を急ぎすぎると、心臓に負担がかかることもあるので、点滴速度などは慎重な確認が必要です。

看護につなげる 豆知識

糖尿病で口渇がある場合

　糖尿病の患者さんでは、喉ごしがよいのでコーラやジュースを愛飲する人がいます。しかし、それらにはブドウ糖がたくさん含まれており、飲めば飲むほど血糖値が上がり、ますます喉が乾くことになります。

　また、尿が多いのはたくさん飲むためだと思い、飲水を我慢している糖尿病の人もいます。飲水を控えることは血漿浸透圧を上げる原因になりますから、糖質の入っていない水やお茶を飲むように勧めてください。

浮腫
ふしゅ

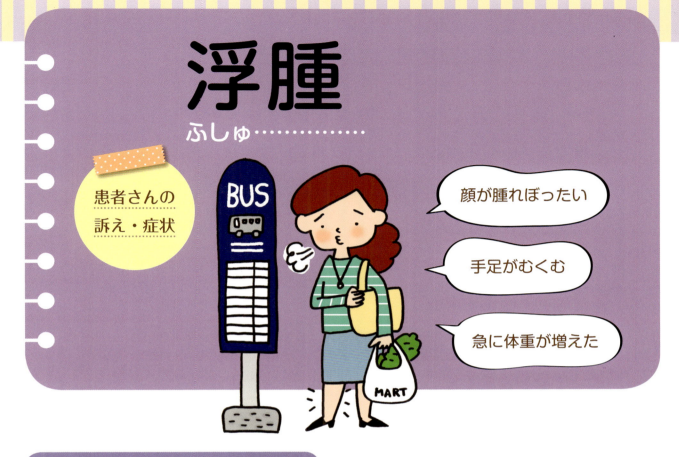

患者さんの訴え・症状
- 顔が腫れぼったい
- 手足がむくむ
- 急に体重が増えた

●症状の定義と特徴

浮腫とは、むくみのことです。しかし、言い換えただけでは、何だかわかりませんね。

医学的に表現すれば、浮腫とは間質液が過剰の状態にあることです。「ますますわからなくなった！」ですって？　人体の水分の分布を知らないとわかりにくいので、そこから説明しましょう。

人間の体の中には、どのくらいの水分があるのでしょうか。

成人男性では体重の60％、成人女性や肥満者では体重の55％が水です。

図1-Aに示したように、体重の60％を占める体内の全水分量のうち、2/3、つまり、体重の40％が全身の細胞の中にある水分で、5％は血漿として血管の中にある水分です。残りの15％は、細胞の中でも血管の中でもなく、細胞と細胞の間（間質）にあります。この水分のことを間質液、またの名を組織間液といいます。

体重で換算すると、体重が60kgの人の場合は36kgが水分で、そのうち細胞内の水分は24kg、血漿が3kg、間質液が9kgとなります。

浮腫とは、この間質液が異常に増加した図1-Bのような状態です。浮腫のある患者さんが、自覚症状として「まぶたや顔が腫れぼったい」「手足が腫れる」という訴えばかりでなく、「急に体重が増えた」と医療機関を訪れることも、これで納得がいくでしょう。

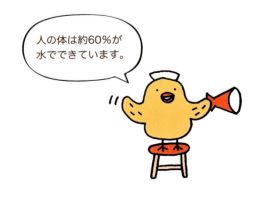

人の体は約60％が水でできています。

図1 ● 体内水分量（成人男性の場合）

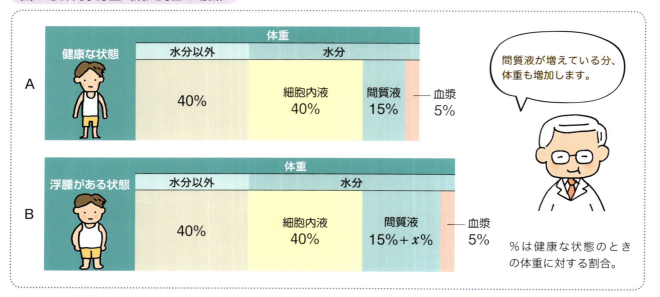

間質液が増えている分、体重も増加します。

％は健康な状態のときの体重に対する割合。

●症状が起こるしくみ

なぜ間質に液体が過剰にたまるのかを知るには、まず微小循環について復習しておかなくてはなりません。

血管の流れを動脈側からたどっていくと、動脈はどんどん枝分かれして細くなり、動脈→細動脈→毛細血管→細静脈→静脈となって、血液は再び心臓に戻ってきます。

血液は細胞に栄養素を提供し、老廃物を受け取るという物質交換を行います。この交換が行われる血管は、毛細血管と細静脈です。

毛細血管の直径は7〜9μm（マイクロメーター）です。ちょっと大きめの赤血球はそのままの形では通過することができず、変形しなければ抜けられないほどの太さです。

毛細血管の内壁は、血管内皮細胞（けっかんないひさいぼう）という細胞で覆われています。内壁には小さな穴があり、水やブドウ糖は、この穴を通って血管の外へ出ることができます。しかし、タンパク質は大きいので、この穴を通り抜けることができず、いったん内皮細胞の中に取り込まれてから血管外へ出ることになります。

ここで、毛細血管の内外で液体交換に影響する圧を考えてみましょう（図2）。それには次の4つの要素があります。

❶毛細血管内圧：毛細血管の中の力学的な圧。これが高くなると、水分は血管外へ漏出する。

❷血漿浸透圧：血管の中に水分を保とうとする圧。これが高くなると、水分は血管外から血管内へと引っ張り込まれる。

❸間質液の浸透圧：間質に水分を保とうとする圧。これが高くなると、水分は血管内から血管外へと引っ張り出される。

❹静脈内圧：静脈の中の力学的な圧。これが高くなると、水分は血管外へ漏出する。

これらがバランスよく調節されて、血管内や間質の水分は、多くなりすぎることも少なくなりすぎることもなく、一定の状態に保たれます。

ただし実際には、一度血管外に出た水分は、90％しか血管内に戻りません。残りの10％はリンパ管に入ります。そして解剖学で習ったように、左上半身と下半身のリンパ管は左静脈角に、右上半身のリンパ管は右静脈角で、それぞれ静脈に合流します。

これらの知識をもとに、浮腫が起こる状態を解析すると、以下の5つに分けることができます。

❶毛細血管内圧の上昇
❷静脈内圧の上昇
❸血漿浸透圧の低下
❹リンパ管の閉塞
❺血管壁の透過性 用語 の亢進

用語 p.161〜173の用語解説を参照

図2 ●血管内と間質の水分の出入り

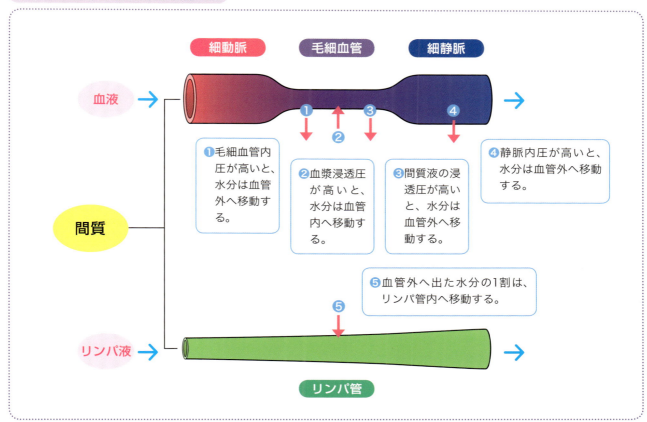

　以上のことを踏まえ、それぞれの浮腫についてのメカニズムを解説しましょう。

　浮腫の原因となる病態を、**表1**に示しました。まず全身性か、局所性かに分けて考えましょう。

　全身性浮腫の原因で多いのは、心臓性、肝性、腎性、内分泌性、栄養障害性の5つです。局所性浮腫は、血管性、リンパ性、炎症性、外傷性が主な原因です。

全身性浮腫

① 心臓性浮腫（図3）

　心臓のポンプとしての機能が低下（心拍出量が減少）すると、静脈は心臓より上流にある（前述の血管の流れを思い出してください）ので、静脈内圧の上昇により浮腫をきたします。

　加えて腎臓では、ポンプのはたらきの低下により腎血流量が減少したことを察知してレニンを分泌します。レニンはアンジオテンシンⅡを介してアルドステロン分泌を増やす（レニン-アンジオテンシン-アルドステロン系 用語）ので、腎臓でのナトリウムと水の再吸収が増えます。その結果、循環血漿量を増加させて腎血流量を維持しようとするのですが、同時に毛細血管内圧も上昇させてしまいます。

② 肝性浮腫（図3）

　肝硬変で浮腫をきたす主な原因は、肝臓でのタンパク合成の低下による低タンパク血症です。血液中のタンパクが減ると血漿浸透圧の低下をきたし、血管内に水分を保ったままでいることができなくなってしまうのです。

　そうすると、循環血漿量の低下によりレニン-アンジオテンシン-アルドステロン系が亢進し、アルドステロン分泌を増やすので、腎臓でのナトリウムと水の再吸収が増えます。また、肝臓でのアルドステロン代謝が低下して、続発性アルドステロン症もきたします。

③ 腎性浮腫（図3）

腎臓の糸球体が障害されると、尿にタンパクが漏れ出します。タンパク尿が長く続くと低タンパク血症になり、血漿浸透圧低下をきたします。また、有効腎血流量が減少したことで、レニンがアンジオテンシンⅡを介してアルドステロン分泌を増やします。その結果、尿細管で水とナトリウムが再吸収されます。

④ 内分泌性浮腫

甲状腺機能低下症の場合の浮腫は、ちょっと特別です。甲状腺ホルモンが少なくなると、多糖類、ヒアルロン酸、コンドロイチン硫酸などが皮下組織に沈着します。

これらの化学物質には保水性があるので、間質に水分を保とうとする力がはたらき、浮腫を呈します。しかし、たまっているのが水分だけではないので、圧痕が残りにくい浮腫を呈します。

⑤ 栄養障害性浮腫

吸収不良症候群にしてもタンパク漏出性胃腸症にしても、低タンパク血症による血漿浸透圧低下が浮腫の主な原因です。

局所性浮腫

静脈血栓症や上大静脈症候群では、局所の静脈の流れが悪くなります。このため、それより上流の静脈内圧の上昇をきたしますから、その領域に浮腫をきたすのは当然です。

がんのリンパ節転移 用語 や手術後の癒着などでリンパ管閉塞をきたした場合でも、その上流域に浮腫をきたすでしょう。例えば、片方の鼠径部でリンパ管閉塞をきたせば、そちらの足だけが浮腫を呈します。

炎症や外傷で腫れるのは、その部分の血管透過性が亢進したことによります。

表1 ● 浮腫の原因となる主な病態

全身性浮腫	
心臓性浮腫	● うっ血性心不全
肝性浮腫	● 肝硬変
腎性浮腫	● 急性糸球体腎炎 ● ネフローゼ症候群 ● 慢性腎不全
内分泌性浮腫	● 甲状腺機能低下症
栄養障害性浮腫	● 吸収不良症候群 ● タンパク漏出性胃腸症
その他	● 薬剤によるもの

局所性浮腫	
血管性浮腫	● 静脈血栓症 ● 上大静脈症候群
リンパ性浮腫	● リンパ管閉塞
炎症性浮腫	● 関節リウマチ ● 蜂窩織炎
外傷性浮腫	● 打撲 ● 捻挫

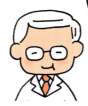

全身性浮腫は、こんな覚え方もあります。最初の文字だけとると、心、肝、腎、内、栄、「ココロがカンジン、ウチはサカエる」

図3 ● 病態による浮腫発症

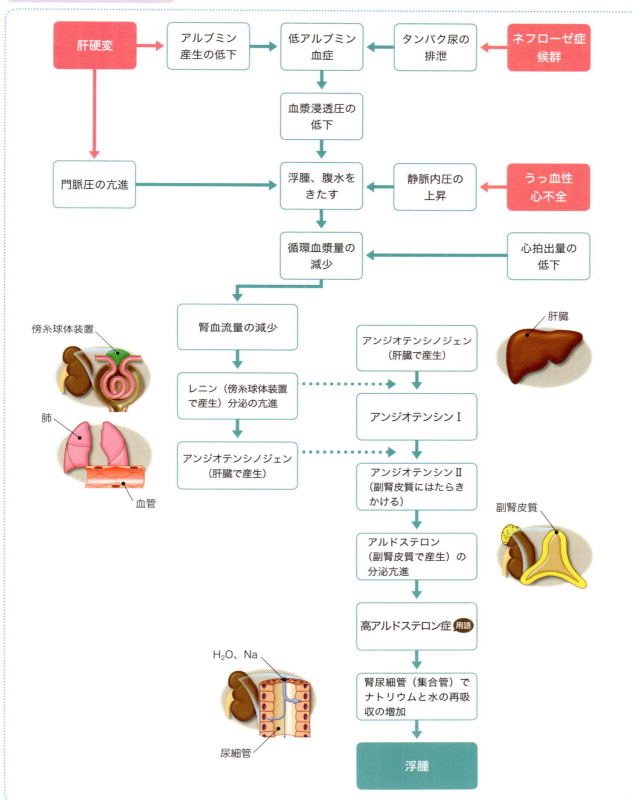

●観察とケアのポイント

全身性か局所性かを観察する

これは、比較的容易なことです。下肢の浮腫を確認する際は、必ず両側をみてください。局所性浮腫ならば、その部分の皮膚の色や皮膚温、傷の有無、それより中枢側のリンパ節腫脹がないかなどの確認が必要です。

浮腫を触診する（図4）

顔が腫れぼったいという患者さんでは"朝の上眼瞼"をみます。座位や立位が可能な場合、午後になると顔面の浮腫はなくなってしまうので"朝の"なのです。

みかたは、上眼瞼を親指と人差し指で縦に軽くつまんで、5つ数えてから離します。そのときに、上眼瞼につまんだ跡がどのくらい残るかをみてください。

下腿で浮腫をみるときは、足関節から10cmくらい上で、脛骨の内側面を親指のはらで10〜20秒間、ジワーッという感じで圧迫し、指を離した跡のへこみ具合を観察します。このへこみのことを圧痕ないし圧窩といいます。脛骨の内側面は、筋肉がなく皮下組織も少ないので、浮腫がみやすいのです。

足背では、同様の手技で圧迫して浮腫を診ますが、長時間仰臥位で臥床していた患者さんでは、足背よりもくるぶしの後ろ側に浮腫があります。同じく長時間仰臥位で臥床していた場合には、大腿の屈側、男性では陰嚢などに浮腫があるでしょう。

体位変換が不十分な患者さんでは、胸部や腹部の側壁に浮腫があります。

体重を確認する

全身性浮腫が顕性化する前に、普段の体重よりスーッと3〜4kg増え、オヤ？と思っていたら、下腿から浮腫が生じてきたという症例が多くみられます。体重歴の確認は、浮腫の発症時期の推測に有用です。もちろん治療経過の観察には体重測定が必須です。

飲水量、摂食量、尿量、血清電解質濃度を確認する

浮腫の治療として、ループ利尿薬が処方されることが多くあります。ループ利尿薬が強すぎれば、尿と一緒に血液中のカリウム（K）も捨ててしまいますから、低カリウム血症 用語 をきたします。

ケアは、それぞれの病態により異なります。浮腫の患者さんの治療開始後は、飲水量、摂食量、尿量に血清電解質濃度、血漿浸透圧などを確認しましょう。フローシート（バイタルサイン、体重、処置などの経過をまとめる看護記録）を作って書き込んでいくと便利です。

図4 ● 浮腫のみかた

上眼瞼

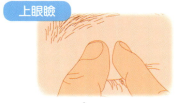

●上眼瞼を縦につまむ。　●浮腫があれば、つまんだ跡が残る。

下腿

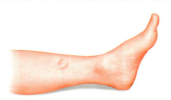

●下腿の末梢側1/3のあたりで、脛骨の内側面を親指のはらで、ゆっくり拇印を押すように圧迫する。　●圧痕が残るかどうかをみる。

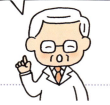

腫れているけれど、圧迫後の圧痕・圧窩が残りにくいときは？

皮膚が乾いて厚く、皮膚温も低めで、なんとなくボッテリした感じがないかをみてください。
それらがあれば、甲状腺機能低下症が疑われます。この場合の浮腫は、圧痕が残りにくい"粘液水腫"といわれる状態です。

吐血

とけつ

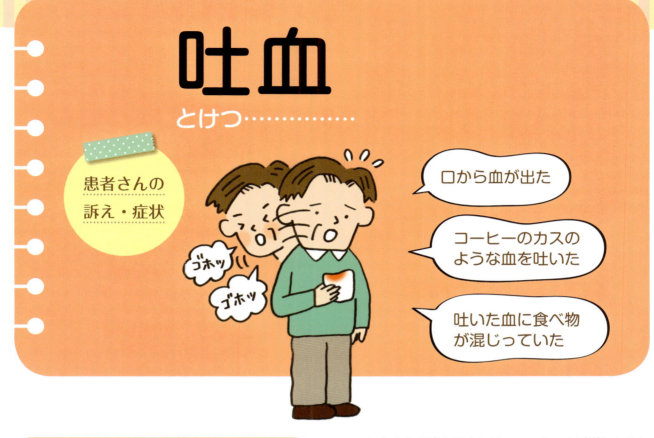

●症状の定義と特徴

鼻から血が出れば鼻血、医学用語では鼻出血といいます。その出血源の大多数は、鼻中隔の前のほうにあって細い血管が浅い部分に密集している「キーゼルバッハ領域（Kiesselbach：ドイツの耳鼻科医）」といわれる場所からの出血です。

では口から血が出た場合は？　口血とはいいません。口の中での出血ならば、口腔内出血といい、歯肉や舌、咽頭や頬粘膜などに出血源があるでしょう。

上部消化管からの出血ならば、「血を吐く」ので吐血、気道からの出血ならば喀血といいます。

口から血が出た場合には、この3つを区別しなければなりません。

そこで吐血の定義です。

吐血とは、食道、胃、十二指腸からの出血と記憶してください。

口腔内出血や鼻出血を嚥下し、それを嘔吐したとすれば、その血液は一度、胃液に接していますから、コーヒー残渣様の吐物がみられます。しかし、この場合は出血部位が異なりますから吐血とはいいません。

また、胃潰瘍により胃に出血があっても、出血量が少なければ、吐血には至りません。吐血とは、上部消化管出血の出血量が多いために嘔吐する状態です。

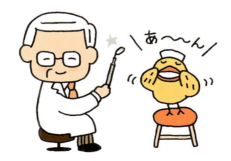

口腔内出血かどうかは、口の中を観察すれば、容易に出血源がどこかを知ることができるでしょう。
見にくい場所があれば、歯科用ミラーを用いれば簡単にわかります。

●症状が起こるしくみ

吐血＝上部消化管出血

吐血は、上部消化管からの出血です（表1）。上部というのはどこから上を指すのでしょう。

解剖学で習ったように、十二指腸と空腸の境目には十二指腸をつり上げて固定しているトライツ靱帯（Treitz：オーストリアの医師）というのがあります。

トライツ靱帯より口側が上部消化管、トライツ靱帯より肛門側 用語 が下部消化管（小腸、大腸、肛門）です。上部消化管（食道、胃、十二指腸）の出血であれば、それより肛門側に閉塞がない限りは、吐血になります（図1）。

吐血の原因疾患

吐血の場合、出血の可能性がある病態を口側から肛門側へと並べる方法もありますが、疾患には、よくみられるものから、きわめてまれなものまで、いろいろです。特に吐血の場合は、ゆっくり考えている時間的余裕がなく、大至急、適切な処置をしなければならない場合がありますから、吐血の患者さんに接したときには、頻度の高いものから順次考えていくことが大切です。そこで頻度の高い病態を5つ思い浮かべましょう。

表1●出血源からみた3つの呼称

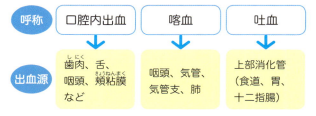

図1●上部消化管出血と下部消化管出血

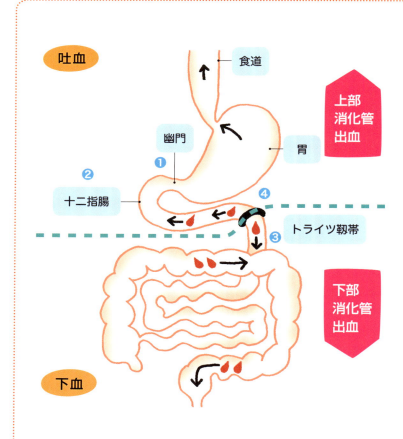

❶胃から大腸の方向に下っていく。胃の出口を幽門といい、そこが輪状になっているので幽門輪という。

❷幽門輪を越えたところが十二指腸球部で、十二指腸潰瘍ができる場所である。十二指腸球部から下の十二指腸は、アルファベットのCの字の形のように走行している。つまり少し上向きに走ってから下がるが、ここからはCの字の縦の部分に相当する。ここの部分の内側にはファーター（Vater）乳頭部があり、そこには総胆管が開口している。

❸さらに下っていくとCの字の終わりの部分、十二指腸は斜め左上方に向かう。十二指腸はここまでで、次は空腸という名前に変わる。

❹この十二指腸から空腸と名前を変える場所にはトライツ（Treitz）靱帯という靱帯が安全ベルトのように腸を腹腔の背側に固定している。このトライツ靱帯より口側で出血すれば上部消化管出血といい、大腸側で出血すれば下部消化管出血という。

用語 p.161〜173の用語解説を参照

① 胃・十二指腸潰瘍

胃潰瘍や十二指腸潰瘍があっても、大量出血するとは限りません。潰瘍の底に太めの血管が走っていて、それが露出して破れれば大量に出血することになります。胃潰瘍からの出血の場合は、すぐに胃液と混ざりコーヒー残渣様に変色します。

十二指腸潰瘍は十二指腸球部というところにできやすいのですが、この場所は胃を出てすぐのところです。ほとんど胃といってもいい場所ですから、大量に出血すれば容易に胃に逆流します。

② 急性胃粘膜病変

急性胃粘膜病変とは、①ストレスや非ステロイド性抗炎症薬などが原因となって、②胃からの出血や腹痛を呈し、③内視鏡で観察すると胃粘膜に発赤や浮腫があり、④出血部位がはっきりせず、にじみ出るような出血がみられる場合を一括した名称です。

③ 食道・胃静脈瘤破裂潰瘍

食道・胃静脈瘤破裂については、まず食道静脈瘤や胃静脈瘤について知っておかなくてはなりません。

腸粘膜から吸収された栄養は、粘膜下の静脈を経由して腸間膜静脈に入って運ばれて行きます。上下の腸間膜静脈は脾静脈と合流し、門脈と名を変えて肝臓へ流れ込みますから、健康なときには食物が消化・吸収された栄養素が、まず運ばれて行く先は肝臓です。

ところが、肝硬変などで肝臓の内部構造に変化をきたすと、門脈血 用語 がスムーズに流れ込めなくなります。そのため門脈の内圧が高まり、いたし方なく門脈血は食道や胃の静脈へと、迂回してしまうのです。

この状態のときに内視鏡で観察すると、食道や胃の内壁の粘膜下にニョキニョキと太く拡張した静脈が、ところどころ、コブのようにふくらんで見えます。これが食道や胃の静脈瘤です（図2）。内圧が高い状態

なので、これらの食道・胃静脈瘤が破裂すると大出血をきたします。

④ マロリー-ワイス症候群

マロリー-ワイス症候群（Mallory-Weiss症候群）は、ボストン（米国）の医師、MalloryとWeissがはじめて報告したのでこの名があります。

これは嘔吐などによる腹腔内圧や、食道や胃の内圧の急激な上昇により、食道と胃の接合部近くの内壁に裂け目が生じて出血をきたす状態です。この症候群の90％は男性に発症します。大量飲酒後に嘔吐して、吐血をきたした場合には本症を疑います。そのほか、強い咳や排便時のいきみ、出産などでも発症することがあります。

食道・胃静脈瘤破裂やマロリー-ワイス症候群による大量出血では、血液が胃に下らずに噴き出してくるので、コーヒー残渣様にはならず新鮮血の状態を呈します。

⑤ 胃がん

胃がんがあっても、血管が破れなければ大量出血はありませんが、露出している血管があって、それが破れれば大量出血をきたします。

これまで述べたように、吐血の原因はいろいろです。しかし、ほんのわずか、ジワジワ出血する程度ならば吐血することはありません。出血量が多ければ、ほかの原因による出血と同じで、全血液量の20％以上の出血であれば循環血漿量が減少して血圧が低下し、循環系が虚脱 用語 状態となりショック症状を呈します。

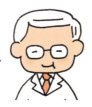

①〜③の疾患で、全吐血の70〜85％を占めます。なお、胃潰瘍は十二指腸潰瘍の1.5〜3倍。

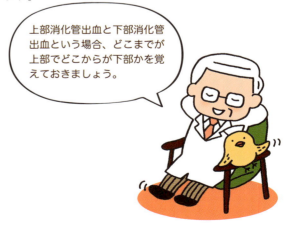

上部消化管出血と下部消化管出血という場合、どこまでが上部でどこからが下部かを覚えておきましょう。

●観察とケアのポイント

吐血かどうかを観察する

まず、吐物を目で見たり、臭いを嗅いだりして観察してください。表2に示した性状や随伴症状を参考にして、喀血と区別する必要もあるでしょう。

次に、新鮮血のような色か、コーヒー残渣様かを観察してください。このとき、直前に食べたものは何であったのかという情報も有用です。

ほぼ血液らしいということになったら、吐血にまで至ったのは出血量が決して少なくはなかったのだと判断して、ただちに次の行動に入りましょう。

図2 ●食道・胃静脈瘤が生じる原因

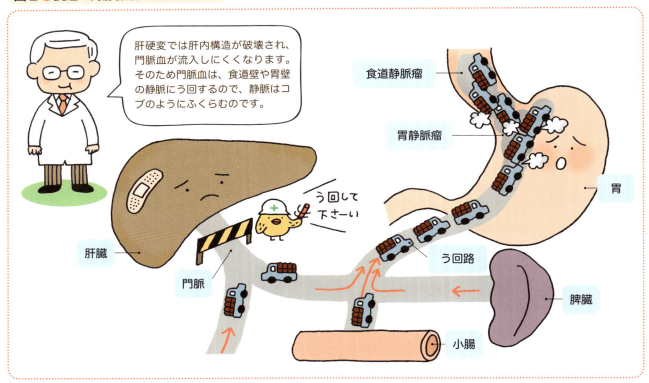

表2 ●吐血と喀血の違い

	吐血	喀血
出血源	●食道 ●胃 ●十二指腸	●咽頭 ●気管 ●気管支 ●肺
性状	●新鮮血ないしコーヒー残渣様 ●ときに食物が混じる	●新鮮血 ●ピンク色 ●鉄さび色 用語 ●泡沫状（泡が混じる） ●ときに喀痰が混じる
随伴症状	●嘔吐	●咳

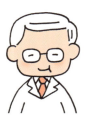

吐血か喀血かの区別は、表2を記憶していれば、そう難しいことではありません。

出血性ショックの有無を観察する

急激な出血は、循環系の虚脱をきたして、ショック状態に陥ります。

① 5つの症状の有無を確認する

ショック状態になっているかをみるために、5つの症状の有無を、急いで確認してください。

❶ 蒼白（Pallor）

蒼白とは、一般的に「真っ青」「青白い」「血の気が引いた」などの言葉で表現する状態です。ただし、夜間は光源を考慮しないと、正確な色合いはわかりません。顔が蒼白だったら、下眼瞼の眼瞼結膜を観察しましょう。ヘモグロビン 用語 の低下があれば、赤みが薄く、「貧血様」 用語 でしょう（図3）。

❷ 虚脱（Prostration）

けだるそうな、おっくうそうな感じで、問いかけにも面倒くさそうに反応する状態です。しっかりと立っていることはできず、フラフラしてつかまり立ちをしているのがやっとで、しゃがんでいるか、横になっているほうが楽でしょう。

❸ 冷汗（冷や汗）（Perspiration）

皮膚に触れてみるとジットリとしていたり、暑くもないのに、顔、頸部、前胸部などに発汗がみられます。

❹ 脈拍触知不能（Pulselessness）

脈拍を触れてみると、か細く、どうにか触れる状態か、触れない状態です。もっとも「触れない」というには、日ごろから脈拍の触診を練習しておかなくてはなりません。脈拍が触れたら脈拍数も測定してください。

❺ 呼吸不全（Pulmonary deficieny）

呼吸が速くなることです。呼吸回数を測定しましょう。

② 血圧を測定する

血圧が80mmHg以下ならば、普通行う聴診法での血圧測定は不可能ですから、触診法により測定することになるでしょう。触診法による血圧測定も練習しましょう（p.143参照）。

いずれにしても聴診法により血圧が測定できなければ、ショック状態を疑わなくてはなりません。

図3● 眼球結膜の観察方法

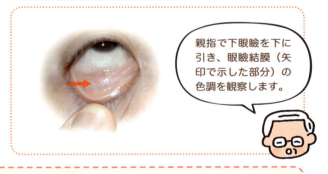

親指で下眼瞼を下に引き、眼瞼結膜（矢印で示した部分）の色調を観察します。

看護につなげる 豆知識

コーヒー残渣様

吐血の性状を「コーヒー残渣様」と表現する場合があります。残渣とはカスのことですが、血液がどうしてコーヒーのカスのような外観になるのでしょうか。

生理学で学習した胃液のところを思い出してください。胃液の成分には、胃の壁細胞から分泌される塩酸が含まれています。この塩酸と赤血球中のヘモグロビンが反応すると、塩酸ヘマチンという物質になります。これが赤褐色ないし黒褐色で「コーヒー残渣様」を呈するのです。すなわち「コーヒー残渣様」であれば、出血した血液が胃液と混ざったことを示しています。

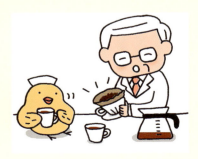

③ 静脈ラインを確保する

これまでに述べた①と②があれば、ショック状態にあると判断します。そうなると、情報収集と同時進行で、治療も必要になります。

そこで第一に行うことは、輸液のためのルートを確保することです。どのような方法で静脈ラインを確保するのか、医師の指示を受けてください。同時に、血液型検査を含めた血液検査のための採血もすることになるはずです。

さらなる情報収集を行う

これまでのステップをふまえて、詳しい情報収集を行います。

① 血液検査成績から出血量を推定する

問診や吐物の量から出血量の推定はできません。吐物には胃液や胆汁が含まれていますし、出た血液のすべてを嘔吐したわけではなく、十二指腸から空腸へと下った血液もあるはずです。ですから、患者さんや家族の訴え、吐物の量から出血量の推定はできません。むしろ臨床症状や血液検査成績から推察するほうが望ましいでしょう。

② 既往歴から吐血歴、潰瘍歴、抗炎症薬の服用、肝障害の既往を確認する

初診の患者さんの場合、すでに吐血歴があれば、原因はともかくとして再発が考えられますから、慎重な対応が必要になります。

また、すでに潰瘍歴があれば、吐血の原因は潰瘍である可能性が強いでしょう。例えば、膝が痛んで整形外科から非ステロイド性抗炎症薬が処方されていた患者さんであれば、急性胃粘膜病変による吐血が疑われます。しかし、患者さんは膝の痛みと吐血との間に関係があると思っていない場合が多いので、「痛み止めは飲んでいませんか」と、ポイントを絞って質問しなければ、適切な回答は期待できません。

肝障害については、食道・胃静脈瘤破裂のところで述べたとおりです。

③ 飲酒後の吐血ではないか

飲酒後の吐血ならば、急性胃粘膜病変ないしマロリー-ワイス症候群が疑われます。

身体所見をみる

眼瞼結膜の観察の仕方については、すでに述べました。潰瘍や急性胃粘膜病変やマロリー-ワイス症候群による吐血では、貧血以外にこれといった身体所見は得られないでしょう。

食道・胃静脈瘤破裂の場合は、女性化乳房（男性）、クモ状血管腫、腹壁静脈の怒張、腹水、黄疸などの肝硬変を疑わせる症状があるかもしれません。

症状が安定するまで観察すべきポイント

① バイタルサイン、尿量、意識状態、皮膚の状態

血圧、脈拍、体温、呼吸、尿量、意識状態、皮膚の色調、冷汗の有無などを定期的に観察し、フローシートに記入しておくと一目で状態がわかります。

② 赤血球数、ヘモグロビン、ヘマトクリット値

成人の場合、ヘマトクリット値の1％の低下は約100mLの出血量があったといわれます。ヘマトクリット値は血液中の赤血球の体積比の指標ですから、大量の冷汗があれば脱水状態と同じで、ヘマトクリット値の低下は隠されてしまいます。そのため、この数字はあくまでも目安にすぎません。

③ 血液生化学検査

肝機能、腎機能に注目する必要があります。出血が腸まで下れば、血液中のタンパク成分が消化吸収されて、血中尿素窒素（blood urea nitrogen：BUN、あるいはbloodをとってUNと記す）値の中等度の上昇がみられます。このときはクレアチニンの動きがないので、腎障害との鑑別が容易です。

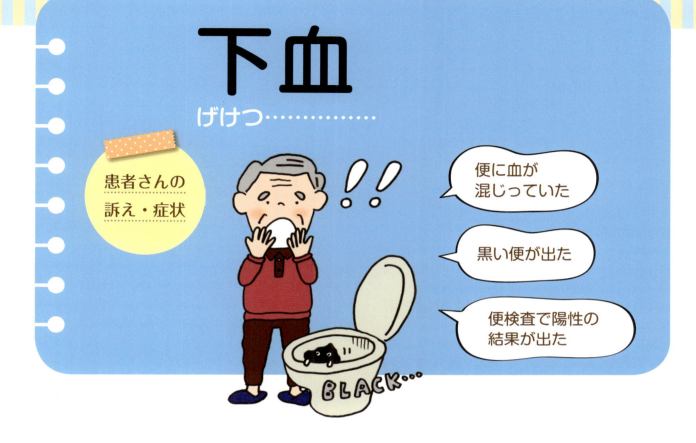

下血
げけつ

●症状の定義と特徴

上部および下部消化管出血の結果、便に血が混じることを下血といいます。

鼻血や歯ぐきからの出血を嚥下してしまって、それが便に混ざって排泄されても下血ですし、大腸の病変からの出血も下血になります。

下血の種類

下血には3種類あります。

① 黒色便（タール便）

上部消化管出血でみられ、便が黒っぽくなります。ときにはコールタールのように真っ黒な状態の便になり、これをメレナ（melena）といいます。鼻・口腔から大腸の右半分に至る部分のかなり大量の出血でみられます。

② 血便

鮮血色の便で、色調から「血液らしい！」とわかります。この原因は肛門に近いところからの出血、すなわち左半分の結腸、直腸、肛門の疾患です。

③ 潜出血

一見、普通の便の色です。便を化学的・免疫学的に検査して、その反応から血液だとわかります。これを「便潜血反応検査」（p.96参照）といい、陽性という結果が出れば便に血液がわずかに混じっているということを意味します。

その出血源が上部消化管であっても下部消化管であっても「便潜血反応陽性」という表現になります。

潜出血とはoccult bleeding（オカルト ブリーディング）の和訳で、ここでいうoccultとは、よく用いられる"神秘的な"という意味ではなく、"隠れた"という意味です。

●症状が起こるしくみ

下血は消化管からの出血であり（図1）、その原因は、表1に示したように多彩です。

また、その頻度をみると、70～90％の下血は上部消化管疾患、10～30％が下部消化管疾患です（図2）。

大量の出血ならば、消化管のどこかで血管が露出して血が噴き出しているはずですし、少量の出血ならば病変部からジワジワと血がにじみ出ているはずです。

下血の具体例

① 胃・十二指腸潰瘍の場合

空腹時に心窩部の鈍痛があり、便が黒っぽい場合は、上部消化管出血を疑います。

診察所見で貧血があれば、早速、便の潜血反応を調べます。便潜血反応が陽性で、それを裏づけるように末梢血のヘモグロビン濃度の低下があれば、まず考えられるのは胃・十二指腸潰瘍です。

上部消化管について、バリウム造影によるX線検査をするか、内視鏡検査用語 をして診断を確定する必要があります。

② 大腸の炎症性疾患の場合

潰瘍性大腸炎やクローン病などをひとまとめにして炎症性腸疾患用語 といいます。血液とすぐにわかる色の便とともに、下痢や粘液が混じった便をきたすことが多い疾患です。

この場合は、長期間にわたって続き、貧血や低栄養状態をきたし、次第にやせてくるでしょう。最終的な診断に至るには、大腸の内視鏡検査が有用です。

③ 高齢患者の下血

高齢の患者さんが鮮血色の下血と下腹部痛をきたした場合は要注意です。

もちろん大腸がんなどが潜んでいる場合もありますが、下行結腸やS状結腸に分布している動脈の動脈硬化による虚血性大腸炎を疑わなければなりません。この診断にも大腸の内視鏡検査が威力を発揮します。

下血の症状

症状は、急性出血か慢性出血かによって異なり、原因が何かによっても違ってきます。

① 出血性ショック

大量出血の場合は、出血性ショックに陥ります。ショックの症状としては、蒼白（皮膚が青白くなること、「真っ青な顔」などといわれているような状態）、冷汗、虚脱（立っていられず、へなへなと力なく座り込んだり、横になってしまう状態）、血圧低下、脈拍微弱などがみられます。

図1●吐血と下血

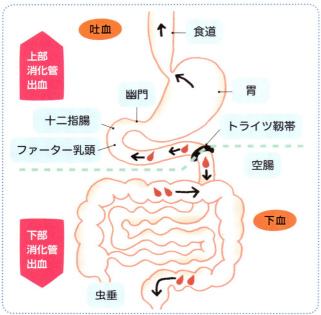

用語 p.161～173の用語解説を参照

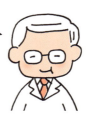

胃・食道静脈瘤破裂やマロリー-ワイス症候群、胃潰瘍などによる大量の上部消化管出血の場合は、下血のみということは少なく、むしろ吐血が主症状になるでしょう（p.85参照）。

② 慢性出血による症状

少量の消化管出血が慢性的に続いていれば、慢性失血性貧血の状態となり、血液検査では鉄欠乏性貧血を呈します。

貧血に至る経過がゆっくりなので、急性失血性貧血と異なり、ヘモグロビン濃度がかなり低値を示していても「どうにか日常を過ごせる」状態ですが、蒼白、息切れ、動悸、頻脈、ふらつき、微熱などの症状が出現します。坂道を上ったり走ったりすると「息切れ」がひどくなるでしょう。

③ 原因疾患による症状

胃潰瘍があれば空腹時に心窩部痛をきたし、潰瘍性大腸炎ならば便に粘液が混じるかもしれません。原因疾患が多様なので、出現してくる症状もいろいろです。

ただし、急激な大量出血の場合は出血性ショックに陥るため、それぞれの原因疾患による症状どころではなくなります。

表1● 下血の原因となりうる主な病変

鼻・口腔	● 歯科および口腔外科疾患による口腔内出血 ● 鼻出血
食道	● 食道静脈瘤破裂 ● マロリー-ワイス症候群 ● 食道がん ● 食道炎
胃	● 胃潰瘍 ● 急性胃粘膜病変 ● 胃がん ● 胃静脈瘤破裂
十二指腸	● 十二指腸潰瘍 ● ファーター乳頭部がん
肝・胆・膵	● 肝がん ● 胆管がん ● 膵がん
小腸	● 腸間膜動脈血栓症 ● 腸重積 ● クローン病 ● メッケル憩室炎

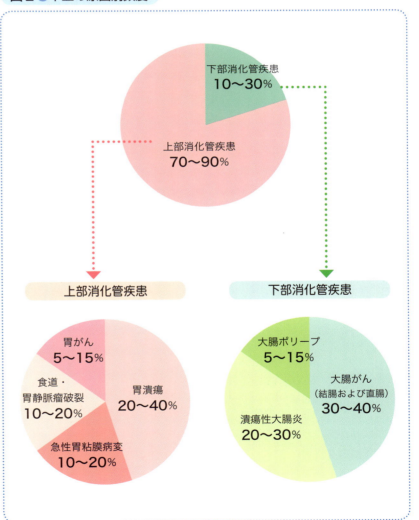

図2● 下血の原因別頻度

●観察とケアのポイント

全身状態の観察

　急性出血で出血性ショックに陥っているのであれば、バイタルサインの確認を優先します。顔面が蒼白かどうか、眼瞼結膜の貧血の有無、冷汗の有無を視診で確認し、同時に声をかけて意識レベルの低下がないかどうかを把握します。

　橈骨動脈などの末梢の動脈拍動を触診して脈拍を確認することを試みますが、もし、触れにくいようなら大腿動脈などのより太い血管で確認します。

　同時に手足が冷たいかどうかもみます。

　意識レベルの低下があれば便失禁があるかもしれないので確認し、あれば便の性状も観察しなければなりません。

　これらのことがあれば、医師の指示により急いで適切な対処を行わなければなりません。

全身状態が安定していたら

　全身状態を観察して緊急を要さないことが確認できたら、医療面接と身体所見に進みましょう。

① 医療面接

　話の内容は便の形や色に及びますから、患者さんに恥ずかしい思いをさせないような心配りがまず第一に必要です。

　既往歴では、消化管の病気をしたことはなかったか、便が黒いことはなかったか、便に明らかに血とわかるような色のものが付着していなかったかといったことがポイントになります。

　もちろん、骨盤内の疾患についての既往も確認する必要があります。

　また、膝や腰の痛みで整形外科から非ステロイド性消炎鎮痛薬が処方されて内服し続けている人では、しばしば胃潰瘍を併発します。しかし、患者さんは膝や腰の痛みと胃の痛みとの関連性を意識していませんから、「何かお薬を飲んでいませんか」という質問は必須です。

　現病歴では、便の性状について以下のような質問が重要です。

- 便全体が黒っぽいのか。
- 便柱のまわりに血液が付着していたのか。
- 排便後にポタポタと血液が出ていたのか。
- トイレットペーパーに血液が付着していたのか。
- 便に粘液が混じったことはないか。

　また、風邪症状でほかの医師から抗生物質が処方されていたか、鼻出血や歯科治療の有無なども確認します。

　例えば、胃潰瘍でしばしばみられる空腹時心窩部痛のように、基礎疾患を推測できる症状があるかどうかも尋ねましょう。

② 身体所見

　皮膚の視診では、貧血、黄疸、皮下出血、クモ状血管腫 用語 などに注意します。

　合わせて、眼瞼結膜や頬粘膜や舌をみて白っぽかったら貧血が疑われ（図3）、頬粘膜や舌を観察するときには口腔や鼻腔内に出血していないかもみることができます。

　眼球結膜が黄色ければ黄疸が確たるものになるでしょう（図4）。皮下出血が全身にあれば、血液疾患も否定できません。

③ 直腸指診と便の観察

　患者さんに、お尻を突き出すような姿勢で膝を曲げた左側臥位になってもらい、肛門部の観察をしてから（図5）、ディスポーザブル手袋をはめ、示指（人差し指）にたっぷりと潤滑剤（ワセリンや局所麻酔薬のゼリー）を塗って、肛門を開くようにしながら示指を直腸に挿入します。

　これで肛門から数センチまでの触診が可能です。示指に付着してきた便を観察し、それを便潜血反応検査に出しましょう。

　入院患者さんでは、排便があったら流さずに知らせてもらい、観察します。

　しかし、便を見せるなんて恥ずかしいと言う患者さんも多いので、事前に、タール便や鮮血や粘液の付着などについてよく説明して納得してもらう必要があり

ます。しっかりとした説明を受けた後は、患者さん自身が便を観察する習慣がつき、異常の早期発見に役立ちます。

図3 ● 貧血が疑われるとき

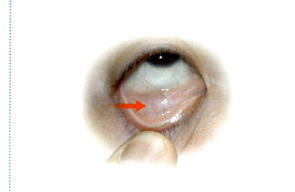

● 眼瞼結膜や頬粘膜が白っぽければ貧血を疑う。

図4 ● 黄疸が疑われるとき

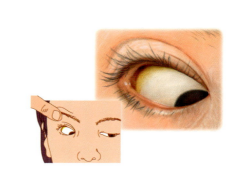

● 眼球結膜が黄色ければ、黄疸が疑われる。

図5 ● 肛門部を観察するときの体位

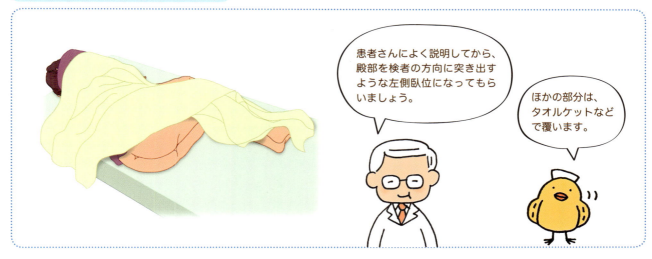

患者さんによく説明してから、殿部を検者の方向に突き出すような左側臥位になってもらいましょう。

ほかの部分は、タオルケットなどで覆います。

看護につなげる 豆知識

便潜血反応検査

便潜血反応検査には、化学的方法と免疫学的方法があります。

化学的方法

赤血球中のヘモグロビンやその誘導体（ゆうどうたい）のもつ"ペルオキシダーゼ作用"を応用した検査法です。過酸化水素にグアヤック、ベンチジン、オルトトリジンなどの物質を作用させたときにペルオキシダーゼ作用のあるヘモグロビンやその誘導体が存在していると、それらを酸化して発色するので、便の中に血液が含まれていたことがわかります。

ただし、グアヤック法は感度が低すぎ、オルトトリジン法では鋭敏すぎて偽陽性（ぎょう）が多くなります。

さらに、化学的方法では、ステーキなどの肉類、魚類、緑色野菜、鉄を含んだ薬、ビタミン薬、緩下薬で陽性という結果が出てしまうこともあります。食品や服用している薬剤に注意して3日間連続で検査し、連続して陽性となった場合は、上部から下部まで、すべての消化管について検査すべきです。

免疫学的方法

ヒトのヘモグロビンに対する抗体と、便の中に含まれるヘモグロビンとを反応させる方法です。化学的方法に比べ感度は良好で、特異度も高い検査です。

ヒトのヘモグロビンにのみ反応しますが、ヘモグロビンが変性してしまったものについては反応しません。そのため、採取してから数日経った便では出血していても陽性にならないことがあります。

上部消化管出血があっても便秘している患者さんでは、排便までの日数が経っているので陽性を呈さない可能性もあります。

人間ドックや集団検診では、下部消化管のスクリーニング検査にこの方法が用いられているため、2日間連続して免疫学的方法で検査し、1回でも陽性になった場合は、まず下部消化管の内視鏡検査、または注腸造影（ちゅうちょうぞうえい）X線検査を勧めます。

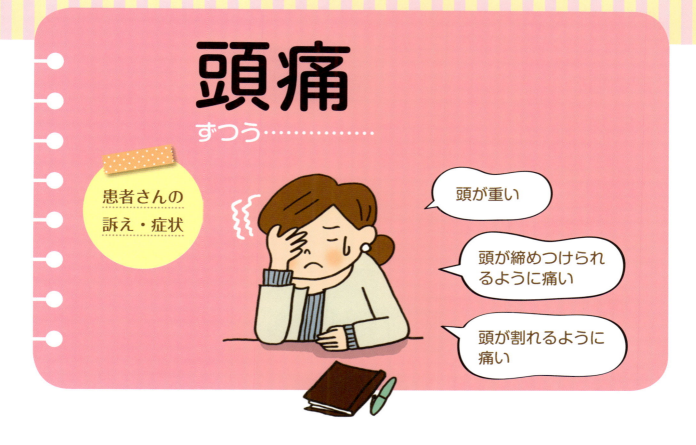

●症状の定義と特徴

　頭痛は古くから人々を悩ませてきました。江戸時代の絵にも、紫縮緬の鉢巻きを左に締めて脇息（座ったとき、肘をかけて休む道具）にもたれた様子が描かれています。ふせっても痛みが治まらず、身の置きどころもなく、仕方なしに鉢巻きをしてウンウンうなっているのでしょう。

　およそ人間ならば、軽い重いは別として、100%の人が頭痛を経験しているはずです。「ワタシ、頭痛って経験したことがないんです」という人はいません。

　頭痛があるからといっても、病気とは限りません。なんの病気もない人でも、細かい仕事を長い時間やったとき、寝不足のとき、その反対に長時間寝すぎたとき、首の向きが変な状態のままテレビを見ていたとき、人混みの中に長い時間いたとき、高い山に登ったときなどは「ちょっと頭が痛いな」と感じるでしょう。

　「頭痛」は、いろいろな言葉で表現されます。「少し痛い」場合もあれば、激烈で「割れるように痛い」こともあるでしょう。痛いというほどではなくて「頭が重い」くらいならば「頭重感」ですが、これも頭痛の一種だと思ってください。

　多いのは「首の後ろから後頭部にかけて痛む」という状態です。また、「頭の芯が痛い」「締めつけられるように痛い」というのは、柱に頭をぶつけたときの痛みとは種類が少々異なりますが、いずれも「頭痛」として取り扱います。

　つまり頭痛とは、一言でいえば、頭が痛いことですが、頭が重い感じ（頭重感）や首の後ろから後頭部にかけての突っ張る感じまで、広く頭痛として表現されます。

●症状が起こるしくみ

頭痛の原因による分類として、2013年に発表された国際頭痛分類の大分類を表1に示します。じつは、この国際頭痛分類は、大分類からさらに中分類から小分類と細かく分類されています。例えば、一次性頭痛の「1．片頭痛」の項目だけでも、小項目まで入れると29に分類されています。しかし、ここではまず大きくとらえるために大分類のみを示しておきます。たくさんの分類があるということは、原因もたくさんあり、そのしくみも多彩であるということです。

表1のうち、単純な、外傷性頭痛や頭部血管障害による頭痛の場合の情報伝達経路を示すと図1のような経路になります。

図1●頭痛を感知する経路

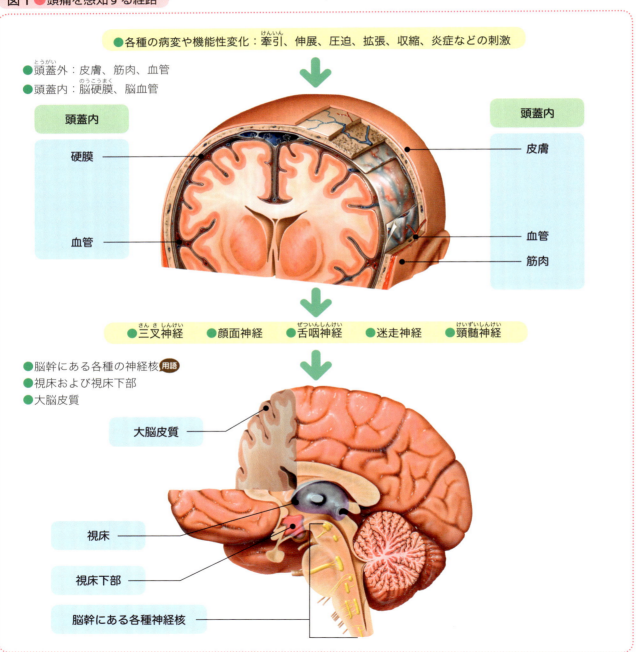

用語 p.161〜173の用語解説を参照

表1● 頭痛の分類

第1部　一次性頭痛
1. 片頭痛
2. 緊張型頭痛
3. 三叉神経・自律神経性頭痛（TACs）
4. その他の一次性頭痛疾患

第2部　二次性頭痛
5. 頭頸部外傷・傷害による頭痛
6. 頭頸部血管障害による頭痛
7. 非血管性頭蓋内疾患による頭痛
8. 物質またはその離脱による頭痛
9. 感染症による頭痛
10. ホメオスターシス障害による頭痛
11. 頭蓋骨、頸、眼、耳、鼻、副鼻腔、歯、口あるいはその他の顔面・頸部の構成組織の障害による頭痛あるいは顔面痛
12. 精神疾患による頭痛

第3部　有痛性脳神経ニューロパチー、他の顔面痛およびその他の頭痛
13. 有痛性脳神経ニューロパチーおよび他の顔面痛
14. その他の頭痛性疾患

日本頭痛学会・国際頭痛分類委員会訳：国際頭痛分類第3版beta版．医学書院，東京，2014より引用

一次性頭痛

　一次性頭痛の代表は、片頭痛、緊張型頭痛、三叉神経・自律神経性頭痛です（**表2**）。かつて群発頭痛と言われたものは今回の分類では三叉神経・自律神経性頭痛とされましたが、今の教科書では、まだ群発頭痛と記載されていることが多いかもしれません。

① 片頭痛

　片頭痛は、普段は頭痛がないのですが、前兆もなくて頭痛をきたすケース（これが80％くらい）と、前兆があって頭痛をきたすケース（20％くらい）とがあります。ひとたび頭痛が生じると4時間から3日間くらい続き、頭痛のために日常生活に支障をきたしたり、吐き気や嘔吐をきたしたり、光や音に過敏になったりします。前兆があるケースの症状では「視野の中にギザギザした光（閃輝暗点という）を感じる」という患者さんが多くいます。

　片頭痛が起きるしくみは、まだ完全に解明されているわけではありません。かつては脳血管がはじめに収縮し、その後に血管拡張が生じて頭痛が起こるという血管説が有力でした。その後、継続して脳血流が測定できるようになると、血流が低下している段階ですでに頭痛を発症していることがわかり、脳血管の周りには三叉神経が分布していることから、三叉神経を介して生じる脳血流の変化が頭痛をきたすのではないかという三叉神経血管説が唱えられてきています。また、家族性片頭痛の研究からは、片頭痛をきたす人では遺伝子の変異が起きているとする説もあります。

② 緊張型頭痛

　緊張型頭痛には、反復性緊張型頭痛と慢性緊張型頭痛があります。いずれも吐き気や頭痛を伴わないので市販の頭痛薬程度で治まることが多いのです。症状は、頭全体の締めつけ感や後頭部や首の後ろの圧迫感が主な症状で、片頭痛ほど激しい痛みになることはまずありません。しかし、長時間にわたり同じ姿勢でいたり精神的緊張があったりすると痛みが強まります。緊張型頭痛か片頭痛かの区別がつきにくい場合もあり、緊張型頭痛だと思われていたが片頭痛の治療薬が有効だったということもしばしばあります。

　緊張型頭痛が起こるしくみは、頭の中ではなく頭蓋周囲の痛みのセンサー（疼痛受容器）が関係していると考えられています。それは頭の周りの筋肉（前頭筋、側頭筋、咬筋、胸鎖乳突筋、僧帽筋など）を指で強く押したときに圧痛があることからわかります。

③ 三叉神経・自律神経性頭痛

　三叉神経・自律神経性頭痛は、片側の目の奥から側頭部にかけての痛みという特徴があります。15分から3時間くらい続く激痛発作が、1日に2回くらい、1～2か月にわたり連日起こります。同時に、その側の目だけ涙が出たり、白目が充血したり、鼻が詰まったり、鼻水が出たり、耳が詰まる感じがするなどの自律神経症状が出ます。

　片頭痛ならば患者さんはじっとしていますが、三叉神経・自律神経性頭痛では落ち着きなくウロウロと歩き回り、興奮気味です。この発作は、時期がくれば消褪してしまうのですが、2～3年後の同じ季節にまた

発症し、1〜2か月すると、また治まるという状態を繰り返すことがあります。これらの症状の特徴から、かつては群発頭痛と称されました。

この原因に関しては、諸説ありますが、今のところ共通しているのは、この発作は視床下部に関係があるらしいというところまでです。

表2●一次性頭痛の種類と特徴

	典型的な片頭痛の特徴	典型的な緊張型頭痛の特徴	典型的な三叉神経・自律神経性頭痛の特徴
頭痛の頻度	●発作的に月に2〜3回	●持続的に1週間から10日以上続く（多いときには15日以上続く）	●1年間に1〜2回群発する（1回数週間にわたって毎日1〜2回起こる）
1回の頭痛の持続時間	●4時間から3日間	●1日中	●3時間以内
よく起こる時間帯	●決まっていない	●決まっていない（夕方にひどくなることがある）	●決まっている（深夜や早朝に痛む）
痛む場所	●片側が多い	●後頭部から首筋、こめかみ ●肩凝りを伴うことが多い	●ほとんど片側（眼の奥が痛む）
痛みの特徴	●「ズキンズキン」「ズキズキ」「ドクドク」等と脈打つように頭が痛い	●頭に輪っかをはめられて「ギューっと」締めつけられるように痛い ●肩から頭にかけて、凝ったように痛い ●だらだらと痛みが持続する	●「突き刺さるような」「えぐられるような」「焼けるような」激しい痛み
痛みの程度	●ひどいときには寝込む、何もできない ●じっとしていたい	●がまんできる（仕事、家事等はなんとかできる）	●じっとしていられない ●頭をかかえて転げまわる
発症のタイミングと程度の変化	●「走ったり」「階段の昇り降り」などで、頭痛が余計にひどくなる ●生理（月経）の間・前後に頭が痛くなることが多い ●入浴するとひどくなる ●ほっとしたとき（例えば週末など）	●会社や家庭で一定の姿勢で作業を継続した場合に起こる	●群発期間中にお酒を飲むと起こる
頭痛以外の特徴的症状	●悪心、嘔吐 ●音や光に敏感になる ●目の前に光がチカチカ出たり、文字が見えにくくなったりする	●肩や首筋の凝り	●痛みのあるほうの眼から涙が出る、充血する ●鼻汁、鼻づまりがある ●顔面紅潮
その他の症状	●家族歴が多い・若年から中年	●家族歴が少ない・若年から高年	●家族歴が少ない・中高年

二次性頭痛

二次性頭痛には、外傷性頭痛、頭部血管障害による頭痛（くも膜下出血、脳梗塞、脳出血など）、非血管性頭蓋内疾患による頭痛（脳腫瘍など）、物質またはその離脱による頭痛には、二日酔いによる頭痛や鎮痛薬の過剰服用による頭痛もあります。感染症による頭痛は、髄膜炎による頭痛から風邪による頭痛までさまざまです。ホメオスターシス障害による頭痛は、低酸素血症や高二酸化炭素血症や高山病による頭痛などです。耳鼻科、眼科、歯科領域の疾患による頭痛、さらには精神疾患でもしばしば頭痛を訴えることがあります。

二次性頭痛の主な原因疾患を**表2**に示します。それぞれの疾患について学べば、二次性頭痛の理解は容易でしょう。ただし、生命の予後にかかわる疾患も含まれており、注意が必要です。

表2 ● 二次性頭痛の原因疾患

1 脳内の血管の異常と関連した頭痛	● くも膜下出血 ● 脳内出血、硬膜外出血、硬膜下出血 ● 非破裂脳血管奇形（動静脈奇形など） ● 脳動脈あるいは頸動脈の動脈解離 ● 静脈洞血栓 ● 高血圧
2 脳内の血管とは関連しない頭痛	● 頭蓋内腫瘍（脳腫瘍） ● 高ないし低髄液圧 ● 炎症性疾患（側頭動脈炎など） ● 頭蓋内感染症（髄膜炎、脳炎）
3 全身性疾患と関連した頭痛	● 全身性感染症（細菌感染、ウイルス感染など） ● 化学物質や薬品による頭痛 ● 代謝障害（低酸素血症 用語、高二酸化炭素血症 用語、睡眠時無呼吸症候群、低血糖など）
4 脳神経の障害に関連した頭頸部痛	● 神経痛（三叉神経痛、舌咽神経痛、後頭神経痛） ● 帯状疱疹
5 他の頭部の構造物の障害に関連した頭頸部痛	● 緑内障 ● 副鼻腔炎 ● 中耳炎 ● 顎関節症 ● 歯痛 ● 頸部の異常

●観察とケアのポイント

今、患者さんが痛みで転げ回っているのであれば、患者さんから情報を得るのは難しいでしょう。そうではなくて、ゆっくり話を伺うことができるのであれば、次のことを確認します。

- 発症年齢、頻度（週、月に何回か）。
- 持続時間（何時間か、何日か、1年中か）。
- 起こり方（急に起こるか、前兆はあるか、痛みが起こる時間帯が決まっているかなど）。
- 痛む場所（片側か、後頭部か、頭全体かなど）。
- 痛みの性状（ズキズキ、ドクンドクン、締めつけられるなど）。
- 頭痛以外の症状（目がチカチカする、鼻が詰まる、肩が凝る、顔がほてる、涙が出る、吐き気を伴うなど）。
- 発症誘因や軽快因子。
- 既往歴や家族歴（特に「頭痛もち」の人の有無）。

注意すべき疾患

表2に示した二次性頭痛の中には、生命の予後に重大な結果をもたらす疾患が含まれており、見落としたら大変です。二次性頭痛で注意すべきポイントを次に示します。

- 今まで経験したことがない激烈な頭痛か。
- 普段の頭痛とは違うか。
- どんどん悪化しつつあるか。
- 神経症状や精神症状を伴っているか。
- 発熱や発疹を伴っているか。
- 高齢患者か。

頭痛の時間帯では、"朝の頭痛"は脳腫瘍、副鼻腔炎、睡眠時無呼吸症候群、慢性閉塞性肺疾患、うつ状態などでみられ、診断の手がかりになることがあります。

以下にいくつかの疾患ごとに解説しておきます。

① 脳血管障害

❶くも膜下出血

突然、今まで経験したことがない激烈な頭痛が生じ、内服薬では治まらず、悪心・嘔吐、意識障害を伴っていれば、くも膜下出血を考えます。

緊急のCT（computed tomography：コンピューター断層撮影）検査と脳神経外科へのコンサルテーションが大至急必要です。

❷脳出血と脳梗塞

頭痛のほか、悪心・嘔吐、麻痺、めまいなどをきたします。脳出血と脳梗塞とでは、脳出血のほうが頭痛の頻度が高いとされています。

なお、脳梗塞ならば、発症して4.5時間以内に脳の血管内に詰まっている血栓を溶かす薬剤を点滴する必要がありますから、CTやMRI（magnetic resonance imaging：磁気共鳴撮影）のある施設に救急搬送します。

② 感染

❶髄膜炎

激しい頭痛のほか、発熱、悪心・嘔吐があれば髄膜炎を疑わなくてはなりません。ウイルス性の場合は、風邪症状が先行する場合が多く、風邪だと思っていたら頭痛が激しくなってきたという経過を示します。

❷副鼻腔炎

前頭葉や上顎部にズキズキとした痛みがあり、下を向くと痛みが強くなります。

③ その他

頭痛があり、血圧が拡張期血圧 用語 で130mmHg以上あったら高血圧性脳症 用語 を疑い、早急に血圧を下げる治療が必要になります。

片側のこめかみ部分を中心にした拍動性の頭痛で発熱を伴っていたら側頭動脈炎を疑い、血液の検査が必要になります。頭痛に眼痛、悪心・嘔吐があれば急性緑内障発作を疑って眼科を受診する必要があります。

患者さんや家族への対応

これまで述べたように頭痛の原因はきわめて多様です。

慢性頭痛は長期間にわたって患者さんを悩ませますし、くも膜下出血は生命予後を左右します。

うつ、不安、不眠なども頭痛の原因になりますから、正確な診断が第一で、予後不良でないことが確認されれば、ていねいな説明をすることで患者さんは頭痛から解放されるかもしれません。

SHORINSHA

Best Selection
2016 No.2

臨床ですぐに役立つ!
看護の本 ベストセレクション

ケアが見える!
知識が深まる!

照林社
エキスパートナース
Expert Nurse
プチナース

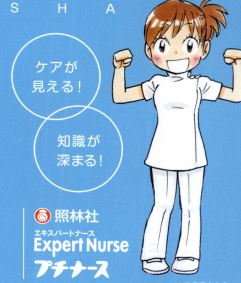

©安斎かなえ

ナースが書いた
看護に活かせる心電図ノート

著●鈴木 まどか
定価:本体1,800円+税
B5判／120頁
ISBN978-4-7965-2364-6

オールカラー

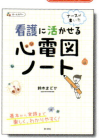

ナースが自身の学んだ知識や、現場で得た経験をもとにまとめた心電図の解説書。心臓の動きと心電図を関連づけ、波形変化を見て、何が起こっているのか、ナースは何をすればよいのか、根拠をもって対応できる

完全版
ビジュアル臨床看護技術ガイド

監修●坂本 すが・井手尾 千代美
編集●木下 佳子
執筆●NTT東日本関東病院 看護部
定価:本体4,600円+税
AB判／720頁
ISBN978-4-7965-2340-0

オールカラー

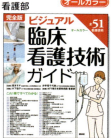

手順とコツを視覚的に理解でき、明確な根拠とリスク管理がしっかり学べる。何を準備し、どのように行い、どこに注意するかを流れに沿ってナビゲート。1冊で臨床現場で行われている看護技術のすべてがわかる

まるごと図解
ケアにつながる脳の見かた

著●波多野 武人
定価:本体2,400円+税
AB判／192頁
ISBN978-4-7965-2373-8

オールカラー

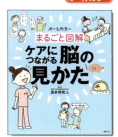

豊富なイラスト図解により、複雑な脳をシンプルに楽しく理解できる。解剖・機能をベースに、主要な疾患とケア、脳脊髄の障害から起こる症状とケア、それらをつなげて学ぶことで深い知識を得られる。検査画像の解説も充実

まるごと図解 循環器疾患

著●大八木 秀和
定価:本体2,400円+税
AB判／176頁
ISBN978-4-7965-2306-6

オールカラー

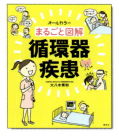

主要な循環器疾患別に病態、症状、検査、治療、看護ケアのポイントを取り上げる。目の前にいる患者(の心臓)はどのような状態で、どのような対応が必要なのかをわかりやすく解説。イラストが中心で、複雑な解剖生理を楽しく理解できる

SHORINSHA BEST SELECTION 2016 (No.2)

今はこうする！看護ケア

編著◉川西 千恵美
定価：本体1,800円＋税
AB判／128頁
ISBN978-4-7965-2332-5

オールカラー

以前習った方法や従来のやり方から"今はもうやらない""変わってきている"看護手技を集めて紹介。新しいガイドラインやエビデンスをもとに、全83項目の最新看護手技について簡潔にわかりやすく解説。明日からのベッドサイドケアにつながる1冊

看護の「なぜ・何」QA

著◉野中 廣志
定価：本体2,000円＋税
A5判／352頁
ISBN978-4-7965-2309-7

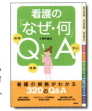

看護の基礎知識についての「なぜ・何」を、7系統3分野に分類し、320項目のQ&A形式で解説。症状・疾患の病態関連図や解剖図、検査に関する図表も満載。臨床実践、指導、実習に欠かせない1冊

看護アセスメントにつながる 検査データの見かた

編集◉山中 克郎・石川 隆志・眞野 惠子
定価：本体2,200円＋税
AB判／208頁
ISBN978-4-7965-2370-7

オールカラー

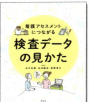

検査データから"いま身体に起こっていること"をパッと把握し、看護アセスメント＆ケアに活かす、「ナースのための」検査値の読みかた実践書。この患者さんの状態（疾患）では「どの検査項目を拾っていくとよい？その検査値の推移をどう読む？」がわかる

新版 看護に役立つ 検査事典

著◉野中 廣志
定価：本体2,200円＋税
A5判／424頁
ISBN978-4-7965-2352-3

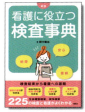

主要な生体機能検査、検体検査について、検査の意味・方法、異常が示唆する疾病・病態、看護の必要性、看護のポイントをわかりやすく解説した検査の事典

見ておぼえる 心電図のえほん

監修◉遠藤 明太
定価：本体1,200円＋税
B5判／66頁
ISBN978-4-7965-2314-1

オールカラー

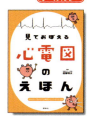

状況別に、波形の着目ポイントと対応方法を簡潔に解説。病棟で遭遇しやすい重要心電図の見かた・見分けかたがよくわかる。持ち歩きに便利な「心電図クイック・カード」付き

やさしくわかる 心臓カテーテル
検査・治療・看護

監修◉齋藤 滋
編集◉高橋 佐枝子・島袋 朋子
定価：本体3,000円＋税
B5判／192頁／ISBN978-4-7965-2333-2

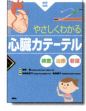

心臓カテーテルの看護で必要な知識・技術をトータルで理解できる。合併症を予測した異常の早期発見や急変時の対応、デバイス・ME機器の取扱いなど、現場ですぐ役立つ情報を収載

カンタン理解！ 呼吸のしくみとはたらき

編著◉岩田 充永
定価：本体2,200円＋税
B5判／152頁／ISBN978-4-7965-2374-5

オールカラー

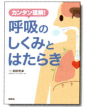

呼吸の解剖と生理がわかりやすいイラストで「見て」わかる。苦手な"アシドーシス""アルカローシス"を理解して、異常な呼吸のしくみがよくわかる。代表的な呼吸器疾患「COPD」「肺気腫」「気胸」「間質性肺炎」の診断・治療・ケアを解説

新 人工呼吸ケアの すべてがわかる本

編著◉道又 元裕
定価：本体3,200円＋税
B5判／432頁
ISBN978-4-7965-2338-7

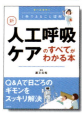

人工呼吸器のしくみや管理方法はもちろんのこと、気道ケア、NPPV、小児の人工呼吸管理、在宅人工呼吸ケアまでを網羅。人工呼吸器装着患者の「ケアのすべて」がギュッと詰まった決定版

臨床ですぐに役立つ！看護の本

チャートでまるわかり！
もう怖くない 急変対応

編集◉濱本 実也
医学監修◉中島 義仁
定価：本体2,000円＋税
B5判／160頁／ISBN978-4-7965-2376-9

オールカラー

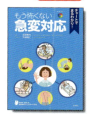

エキスパートの思考・判断の流れをチャートで「見える化」。急変時に「何を、どの順番で、どう見て判断し、対応するか」を解説。心肺蘇生ガイドライン2015対応。持ち運んで使えるポケットサイズのカード付録つき

術後ケアと
ドレーン管理のすべて

編集◉竹末 芳生・藤野 智子
定価：本体3,800円＋税
B5判／416頁
ISBN978-4-7965-2386-8

オールカラー

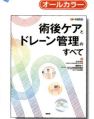

術後患者の全身状態からドレーン・カテーテル・チューブの管理まで、術直後のケアに必要な知識を幅広く網羅。ICU・外科病棟のナースはもちろん、感染対策にかかわるスタッフにもおすすめ

ドレーン・カテーテル
チューブ管理 完全ガイド

編集◉窪田 敬一
定価：本体2,700円＋税
B5判／320頁／ISBN978-4-7965-2354-7

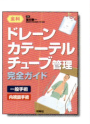

ドレーン管理の最新知識と、異常時の対処やリスクを防ぐ固定法などケアのポイントが「見てわかる」1冊。一般手術のほか、増えてきた内視鏡手術のドレーン・カテーテル・チューブ管理までを全科にわたり収載。混合病棟にも便利

イラスト みんなの感染対策

著◉下間 正隆・小野 保・近藤 大志・澤田 真嗣
定価：本体2,400円＋税
AB判／224頁
ISBN978-4-7965-2372-1

オールカラー

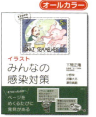

感染対策で「何が大切か、何をすべきか」が一目瞭然に伝わるよう、著者がイラストを描いている。病院の全員が感染対策を共有し、患者の立場に立って行動するための知識と具体策が詰まっている

ナースが知っておきたい
小児科でよくみる
症状・疾患 ハンドブック

編著◉横田 俊一郎・山本 淳
定価：本体2,100円＋税
B5判／208頁／ISBN978-4-7965-2384-4

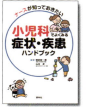

幅広い知識と技術が求められる小児科の全体像がよくわかる。症状や分野別にみた、よくみる疾患・見逃しやすい疾患をコンパクトに解説。家族への説明、健診、予防接種、学校とのかかわりなど、看護のコツが満載

認知症ケアガイドブック

編集◉公益社団法人 日本看護協会
定価：本体2,500円＋税
B5判／336頁
ISBN978-4-7965-2385-1

オールカラー

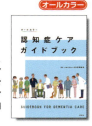

認知症ケアチームに必携のマニュアル。認知症の病態の基本的な知識から、ケアにおける倫理、症状アセスメント、日常生活のアセスメント、多様な場でのケアマネジメント、家族支援等について、図表や事例を多く用いてわかりやすく解説

基準看護計画　第3版
臨床でよく出合う看護診断と潜在的合併症

編集◉矢田 昭子・秦 美恵子
編著◉島根大学医学部附属病院看護部
定価：本体2,800円＋税
A5変型／544頁／ISBN978-4-7965-2380-6

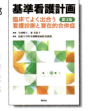

臨床でよく使う「37の看護診断」に絞った基準看護計画を掲載。医学問題は、「潜在的合併症」に基づいて標準的な看護計画を策定。最新版「NANDA-I 2015-2017」に準拠した看護診断を掲載

看護診断・共同問題による
すぐに役立つ標準看護計画
第2版

編集◉松浦 正子
執筆◉神戸大学医学部附属病院看護部
定価：本体3,000円＋税
B5判／408頁／ISBN978-4-7965-2366-0

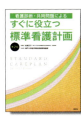

毎日のケア計画、院内の看護過程教育、看護支援システムにすぐに使える。よく使われる共同問題は患者の状態に応じてすぐに引けるように分類

SHORINSHA BEST SELECTION 2016 (No.2)

とんでもなく役立つ 検査値の読み方

著●西崎 祐史・渡邊 千登世
定価：本体1,400円＋税
文庫判（A6変型判）／304頁
ISBN978-4-7965-2288-5

オールカラー

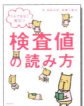

検査項目は主要130項目。検査値の「何を見るか」を簡潔に解説し、基準値と逸脱したときに考えられる疾患・症状がひと目でわかる。検査値から読み解くケアのポイントなど、実務で役立つ情報が満載の1冊。

お役立ち看護カード 症状編

監修●山勢 博彰
価格：本体2,000円＋税
A6変型判／48枚
ISBN978-4-7965-7007-7

オールカラー

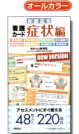

症状アセスメントに役立つ情報をコンパクトにまとめたレファレンスカード。フィジカルアセスメント・ヘルスアセスメントに必要な観察ポイント、基準、スケールなどのデータを集約

スッキリわかる モニター心電図

著●徳野 慎一
定価：本体1,300円＋税
文庫判（A6変型判）／160頁
ISBN978-4-7965-2291-5

オールカラー

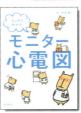

臨床でよく遭遇する47の不整脈波形の読み方のポイントとナースの対応がすばやくわかる。心電図の読み方の基本や不整脈発見時の対応など、初心者からベテランまで役立つ知識を凝縮

お役立ち看護カード

編集●山勢 博彰
価格：本体1,400円＋税
A6変型判／20枚
ISBN978-4-7965-7001-5

オールカラー

臨床現場で役立つ数値や検査値、スケールなどを、カードに凝縮。全科に共通する「緊急時にチェックしたい」「現場で必要・頻繁に使うけれど覚えにくい」データを中心に80項目を20枚のカードに収録

豆チョコ 看護の共通ケア

監修●山勢 博彰
定価：本体1,200円＋税
A6変型判／128頁
ISBN978-4-7965-2318-9

オールカラー

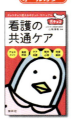

必要なときにその場で知識の確認ができるポケットブックシリーズの共通ケア編。アセスメントに重点をおいたポケットマニュアル。アセスメント、急変対応、ケア・処置、精神・心理、検査・薬剤の構成

がん治療薬 まるわかりBOOK

編●勝俣 範之・足利 幸乃・菅野 かおり
定価：本体 2,500円＋税
B6判／384頁／ISBN978-4-7965-2356-1

オールカラー

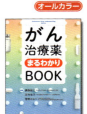

がん化学療法にかかわるナースが知っておきたい知識だけを簡潔にまとめた。セルフケア指導のポイント、副作用対策など、エキスパートからのアドバイスを盛り込んだ臨床で使える便利な1冊

豆チョコ 母性・小児ケア

監修●濱松 加寸子・市江 和子
定価：本体1,200円＋税
A6変型判／128頁
ISBN978-4-7965-2325-7

オールカラー

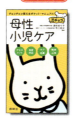

必要なときにその場で知識の確認ができるポケットブックシリーズの母性小児ケア編。アセスメントに重点をおいたポケットマニュアル。アセスメント、急変対応、ケア・処置、精神・心理の構成

照林社
〒112-0002 東京都文京区小石川2-3-23
営業部／TEL.（03）5689-7377

● ご注文は書店へお願いいたします。
● お問い合わせは照林社営業部へお願いいたします。

弊社ホームページ・Twitterなどでは、最新の雑誌・書籍情報やセミナー情報を発信しております。
http://www.shorinsha.co.jp/

@shorinsha
facebook.com/shorinsha

2016.7

胸痛
きょうつう

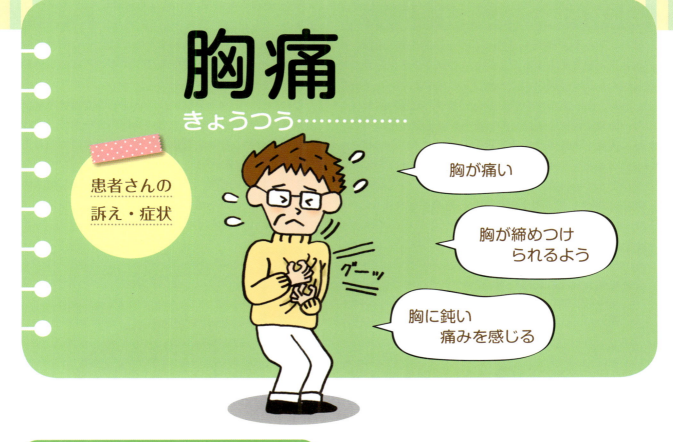

患者さんの訴え・症状

- 胸が痛い
- 胸が締めつけられるよう
- 胸に鈍い痛みを感じる

●症状の定義と特徴

「胸」という言葉には、体の部分としての胸部の意味と、「心」という意味があります。

例えば、「何となく胸騒ぎがする」といえば、心配事の予感を意味し、「胸がつかえる」は心を悩ませること。「胸がいっぱい」「胸がふくらむ」は、希望に満ちあふれることです。

よくないたくらみがあることは「胸に一物（いちもつ）」であり、「自分の胸に聞いてみれば……」といえば「思い当たることがあるんじゃないか？」ということです。病気に関係ある言葉では、樋口一葉（ひぐちいちよう）は「胸を病（や）んで」いましたが、これは肺結核（はいけっかく）。「胸が焼ける」とは逆流性食道炎（ぎゃくりゅうせいしょくどうえん）や胃潰瘍（いかいよう）の症状です。

さて、胸の痛みは「胸痛」といいます。

痛みの様子はいろいろで、胸の表面の皮膚をつねっても「痛い！」と感じますし、「胸が張りさけそうな痛み」も「胸が締めつけられる痛み」もあるでしょう。

つまり、胸部に感じる、鈍い痛み、激痛、締めつけられる感じ、圧迫感などのすべてをひとまとめにして、「胸痛」という言葉で代表させているのです。

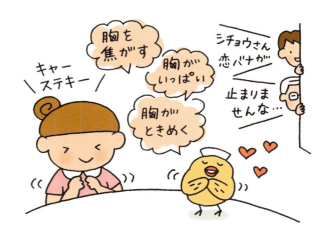

●症状が起こるしくみ

痛み、すなわち痛覚のメカニズムは、発痛物質[用語]が痛覚受容器を刺激することからはじまり、それが大脳に伝えられて「痛い！」と感じるのです。

しかし、今、あなたが頬をつねっても、発痛物質が出た→痛覚受容器を刺激している→神経線維が上に向かって興奮を伝えている→大脳に伝わってきた→「痛い！」などという経過は、無意識のうちに伝えられるので、とうてい自覚はできません。

詳しく述べると、図1のような経過をたどります。

狭心症を例にとって、胸痛の発症機序を考えてみましょう。

狭心症とは、冠動脈の狭窄や攣縮により心筋が虚血状態に陥り、胸痛や胸部圧迫感や締めつけられる感じをきたす疾患です。

この場合の胸痛の発症機序は、心筋の虚血状態がブラジキニンやアデノシンなどの発痛物質を生じ、これが迷走神経や交感神経[用語]を介して伝達されると考えられています。

また、関連痛[用語]といって、狭心症では、左腕の内側や下顎部に痛みを感じることがあります（図2）。

図1 ●痛みが伝わるメカニズム

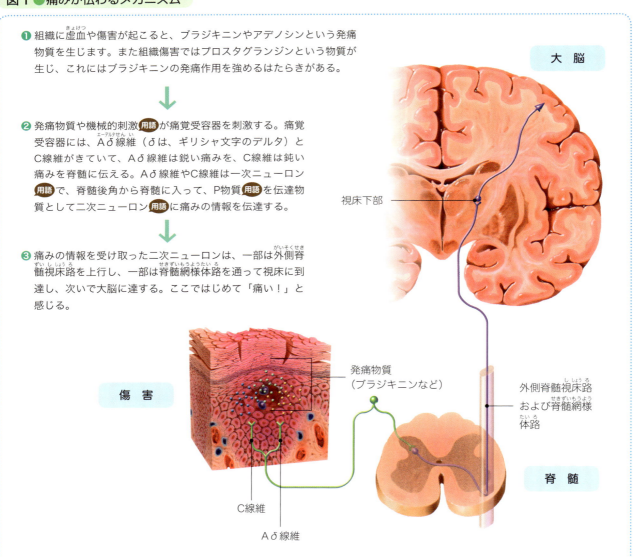

❶ 組織に虚血や傷害が起こると、ブラジキニンやアデノシンという発痛物質を生じます。また組織傷害ではプロスタグランジンという物質が生じ、これにはブラジキニンの発痛作用を強めるはたらきがある。

❷ 発痛物質や機械的刺激[用語]が痛覚受容器を刺激する。痛覚受容器には、Aδ線維（δは、ギリシャ文字のデルタ）とC線維がきていて、Aδ線維は鋭い痛みを、C線維は鈍い痛みを脊髄に伝える。Aδ線維やC線維は一次ニューロン[用語]で、脊髄後角から脊髄に入って、P物質[用語]を伝達物質として二次ニューロン[用語]に痛みの情報を伝達する。

❸ 痛みの情報を受け取った二次ニューロンは、一部は外側脊髄視床路を上行し、一部は脊髄網様体路を通って視床に到達し、次いで大脳に達する。ここではじめて「痛い！」と感じる。

[用語] p.161〜173の用語解説を参照

胸痛の原因疾患

痛みや圧迫感など、いろいろな言葉で表現される症状を代表して胸痛と呼ぶと述べました。そのような症状を呈する原因疾患には数多くのものがあります。

実際の臨床現場で患者さんが「胸が痛いんです！」と訴えたら、あなたはとっさにどのような疾患を考えますか。思いつくままに挙げるのでは、肝心な疾患が抜け落ちるかもしれません。思いつくままに挙げる方法は「単純想起」といって、最も効率のよくないアプローチの仕方です。

知っている疾患をどういう順番で頭の中の引き出しから出し、要領よく並べていくかが、診断を進めていく際のコツなのです。

そこで思い出してほしいのは、"サツマイモ掘り"です。サツマイモ畑に行って、イモから探しはじめるのは素人です。たくさん効率よく掘るには、まずサツマイモの蔓を見つけ、それをたどって行けば順々にサツマイモにたどりつくでしょう。これが本当の"芋蔓式"です。

記憶を思い起こすにも、この方法を応用すると効率よく、かつ抜け落ちがありません。「胸痛をきたす疾患を挙げなさい」という問題ならば、「痛みの強さが強い疾患」という蔓をたどり、心筋梗塞、急性大動脈解離、肺動脈血栓症の3つは確実に思い浮かべてください。

ここでは、胸痛をきたす疾患をなるべく数多く挙げるために、人体解剖の胸部の横断図（**図3**）を思い起こして、「臓器別」という蔓をたどって胸痛をきたす疾患を挙げてみましょう。それが**表1**です。

実際に胸痛で受診する患者さんの原因疾患の統計を調べると、当然のことながら、調べた医療機関が大学病院か一般の開業医かによって、その割合がかなり異なります。

大学病院では胸痛で受診する患者さんの60％が心・血管疾患で、それも入院しなければならないような重症のことが多いです。一方、一般の開業医に胸痛で受診する患者さんでは、心・血管疾患が原因の場合は40％程度、それも軽症の場合が多いというデータが得られています。

図2 ● 狭心症の関連痛の発症機序

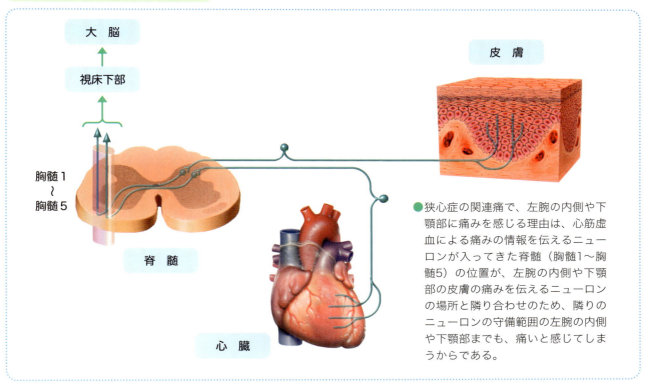

● 狭心症の関連痛で、左腕の内側や下顎部に痛みを感じる理由は、心筋虚血による痛みの情報を伝えるニューロンが入ってきた脊髄（胸髄1～胸髄5）の位置が、左腕の内側や下顎部の皮膚の痛みを伝えるニューロンの場所と隣り合わせのため、隣りのニューロンの守備範囲の左腕の内側や下顎部までも、痛いと感じてしまうからである。

図3 ● 胸部の横断図（頭のほうから見ている）

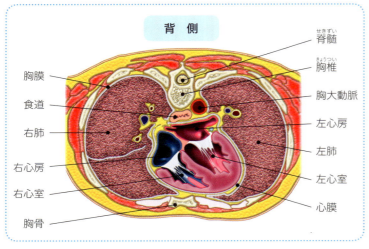

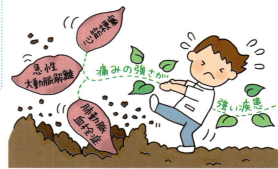

表1 ● 胸痛をきたす主な疾患

胸壁	肺・胸膜	縦隔	心・大血管	その他
肋骨・肋軟骨 ● 肋骨骨折 ● 肋軟骨炎 **筋肉** ● 筋炎 ● 筋肉痛 ● 外傷 **神経根** ● 変形性脊椎症 ● 脊椎骨圧迫骨折 ● 脊髄の疾患 ● 脊椎への腫瘍浸潤 **末梢神経** ● 帯状疱疹 **乳腺** ● 乳腺炎 ● 乳腺症	● 胸膜炎 ● 自然気胸 ● 肺腫瘍 ● 肺炎 ● 肺膿瘍	**食道** ● 食道炎 ● 食道潰瘍 ● 食道がん ● 食道裂孔ヘルニア **気道** ● 気管支炎 ● 縦隔気腫	**心臓** ● 心膜：心膜炎 ● 冠動脈：心筋梗塞、狭心症 ● 心筋：心筋炎 ● 弁膜症：僧帽弁逸脱症、大動脈弁狭窄症、大動脈弁閉鎖不全症 ● 一部の不整脈 **大血管** ● 大動脈：急性大動脈解離、胸部大動脈瘤破裂、大動脈炎症候群 ● 肺動脈：肺動脈血栓塞栓症	● 心臓神経症 **横隔膜下の疾患** ● 胆嚢炎 ● 胆石症 ● 膵炎 ● 胃潰瘍

●観察とケアのポイント

急性の胸痛ならばまずバイタルサイン

　急性の胸痛をきたす原因には、重篤な疾患が含まれています。そのため、血圧、脈拍、体温、呼吸数をみて、意識レベル、冷汗、皮膚温なども観察しましょう。血圧が低く、頻脈で、意識レベルの低下があり、四肢が冷たいようならば、処置を急ぐ必要があります。

　特に急性大動脈解離では、血圧に左右差を認めることがありますから、左右の血圧測定は必須です。

姿勢や胸郭の観察

　狭心症や心筋梗塞時の激しい胸痛ならば、患者さんは胸の奥のほうに痛みや圧迫感を感じているので、自分の胸に手を当て、胸壁に爪を立てるようなしぐさになります。これに対して心臓神経症 用語 では、左前胸壁の一部分を「ここが痛いんです」と人差し指で示します（図4）。

　自然気胸はやせた若い男性に多い病気ですから、やせた若い男性が受診したら上半身裸になってもらい、呼吸運動に伴う胸郭の運動の左右差（図5）を観察すると、患側の胸郭の動きがよくないのがわかります。

　ただし、胸膜炎で大量の胸水がたまっていても、患側の胸郭の動きがよくないはずですから、そのときは打診と聴診をすればすぐわかるでしょう。聴診のときに患者さんに「ひとぉーつ」と声を発してもらうと、声のひびき方が患側と健側で違うのがよくわかるでしょう。ただし「ひとつ」ではなく「ひとぉーつ」と長くのばして声を出してもらい、「ぉー」のひびき方を聴いてください。

　そのためには、日ごろから胸部の打診と聴診について習得しておかなければなりません。

　マルファン症候群は、急性大動脈解離を合併することがよく知られていますが、やせ型で高身長、手足や指が長い（クモ状肢指）、扁平で上下に長い胸郭などの外観を呈することを知っていれば、急性大動脈解離を見落とすことはありません（図6）。

胸部の皮膚の観察

　胸痛の原因の1つに、胸部の帯状疱疹があります。帯状疱疹とは水痘のウイルスが原因の、痛みを伴う発疹性疾患で、発疹が出る前に神経に沿った痛みが出るのが特徴的です。

　体のどの場所にも生じうるのですが、これが肋間神経に沿って発症してくる場合、患者さんは胸痛を主訴に受診するでしょう。心電図や胸部X線写真や血液検査でも異常がなく、胸痛の原因がわからないでいると、数日して特徴ある発疹が肋間神経の走行に沿って出現してくるので、その時点になると容易に診断できます。

　発疹が出現してくる時期に入っていれば、胸部の皮

図4 ●狭心症・心筋梗塞患者と心臓神経症患者の訴えの違い

狭心症・心筋梗塞の訴え

- 狭心症・心筋梗塞患者は、胸の奥のほうに痛みを感じるので、自分の胸に手を当てて胸壁に爪を立てるようなしぐさになる。

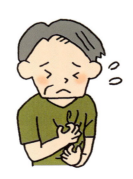

心臓神経症の訴え

- 心臓神経症患者は、左前胸壁の一部分を人差し指で指して「ここが痛い」という。

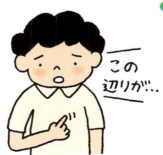

膚の観察だけで胸痛の原因が診断可能な疾患です。

医療面接による情報収集

面接による情報収集のポイントは胸痛の時間的経過と部位です。

① 時間的経過

急性発症（数十分〜数時間前からの発症）ならば、心筋梗塞、狭心症、急性大動脈解離、胸部大動脈瘤破裂、肺動脈血栓塞栓症などを念頭に置いて迅速な対処が必要です。亜急性発症（数時間〜数日前からの発症）か、あるいは慢性・反復性かをみます。

② 痛みの持続時間や発症の特徴

時間的特徴の例では、冠動脈攣縮性狭心症は、夜半から明け方に多いのです。労作性狭心症は、体動時の胸痛です。呼吸運動に伴った胸痛は胸郭や胸膜の病変でみられます。

長時間の飛行機などの旅で長時間同じ姿勢のまま椅子に腰掛けていたのであれば肺動脈血栓塞栓症が疑われます。

③ 部位

心筋梗塞や狭心症では、胸骨裏面が主な部位です。帯状疱疹の疼痛は片側の肋間神経のみで、対側に痛みはないのです。

④ 放散痛

左肩から左上肢、下顎への放散痛は冠動脈疾患でみられます。

⑤ 随伴症状

咳や発熱は呼吸器感染症を疑います。

⑥ 既往歴

心筋梗塞や狭心症、自然気胸の既往があれば再発を考慮します。高血圧、脂質異常症、糖尿病、喫煙などがあれば冠動脈疾患の可能性大です。

また、ほかの医師のもとで狭心症としてニトログリセリンが処方され、それを使用しても胸痛が改善しないのであれば心筋梗塞を疑います。

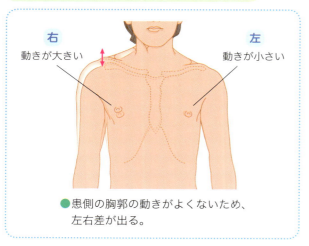

図5 ● 胸郭運動の左右差（左側の自然気胸）
- 患側の胸郭の動きがよくないため、左右差が出る。

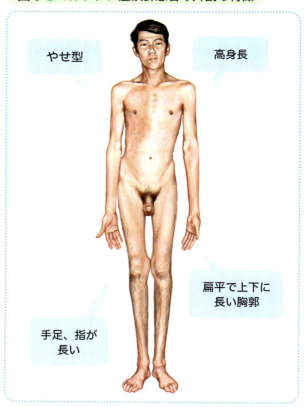

図6 ● マルファン症候群患者の外観の特徴

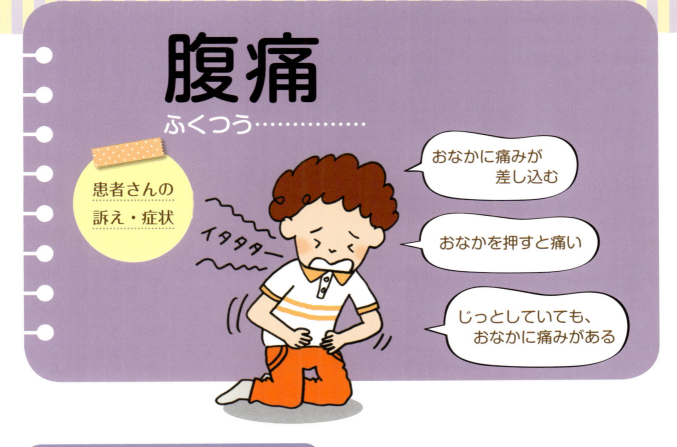

●症状の定義と特徴

腹痛とは"おなか"が痛いことです。"おなか"といっても、みぞおちのあたりが痛いとか、おへそのへんが痛いとか、いろいろあります（図1）。

そこでまず、腹部の場所を表現する言葉について知っておく必要があります。

「胃部に痛みが……」とか「胃部不快感」などと、腹部で場所を示すのに"胃部"という言葉を使う医療人がいますが、正確には心窩部というべきであり、"胃部"を使ってはいけません。

同じ腹痛でも、痛みの性質により表現が異なります。

鈍痛とは文字どおり鈍い痛みのことですが、「重苦しい感じ」とか「不快感」と区別できない場合があります。また、キリキリとさし込む痛みは疝痛といいますが、患者さんが「疝痛があります」とはいいません。

じっとしていても痛みがあることを自発痛といい、押したときに痛みがある場合を圧痛といいます。

図1 ●腹部の場所を表現する言葉（一般の人の表現）

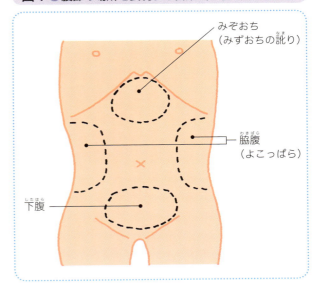

●症状が起こるしくみ

痛み情報の発信源

「胸痛」の項（p.104参照）で、痛覚の受容器にはAδ線維とC線維があり、Aδ線維は機械的刺激用語により感じる痛みを伝え、C線維は機械的刺激ばかりでなく発痛物質用語による化学的刺激用語により感じる痛みを伝えると述べました。

腹痛の場合も同じで、「痛い！」という情報は求心線維（一次ニューロン用語）により脊髄の後角に入り、そこで二次ニューロンに情報が伝達（「シナプス用語する」という）されます（図2）。

その情報を受け取った二次ニューロンは、反対側の外側脊髄視床路を上行して脳へ情報を伝え、そこで「痛い！」と感じることになるのです。

腹痛の原因を考えるには、腹部臓器（図3）の復習が必要です。胃の次が十二指腸、次いで空腸→回腸となり、回腸の末端から先が大腸です。大腸は、上行結腸→横行結腸→下行結腸→S状結腸→直腸となり、肛門に至ります。

上行結腸は右季肋部で曲がって横行結腸と名を変えますが、この湾曲部分は肝臓の下のところなので、"肝湾曲部（右結腸曲ともいいます）"といいます。横行結腸は左季肋部で曲がって下行結腸と名を変えますが、この湾曲部分は脾臓の下のところなので"脾湾曲部（左結腸曲ともいいます）"といいます。

左季肋部痛の原因の1つ、脾湾曲症候群を例にとって説明しましょう。

結腸内で生じたガスは、普通は放屁（おなら）として体外に放出されます。しかし、便秘で大量にガスが発生すると脾湾曲部はガスがたまりやすいので、その部分の結腸は風船のようにガスでパンパンになります（図4）。それは機械的刺激の原因となり、Aδ線維を通して左季肋部痛として感じられます。

胆石症や尿路結石でも、胆管や尿管の機械的刺激やその部分に併発した炎症による発痛物質からの刺激が痛み情報の発信源です。

肝臓のような実質臓器では、その被膜に痛覚の受容器が多く分布していて、その臓器が腫れると被膜が伸展されるので痛みが生じるのです。

図2 ●腹痛のメカニズム

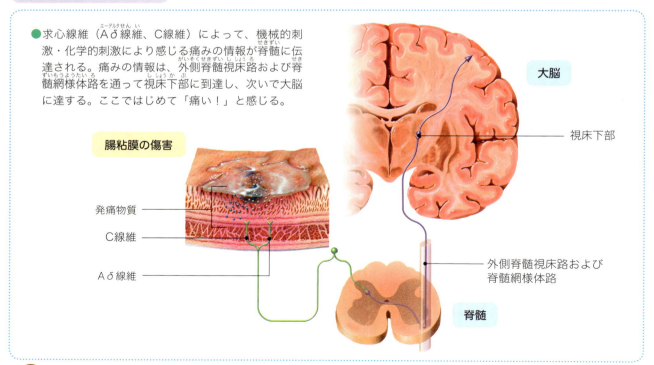

●求心線維（Aδ線維、C線維）によって、機械的刺激・化学的刺激により感じる痛みの情報が脊髄に伝達される。痛みの情報は、外側脊髄視床路および脊髄網様体路を通って視床下部に到達し、次いで大脳に達する。ここではじめて「痛い！」と感じる。

用語 p.161〜173の用語解説を参照

図3 ● 腹部臓器

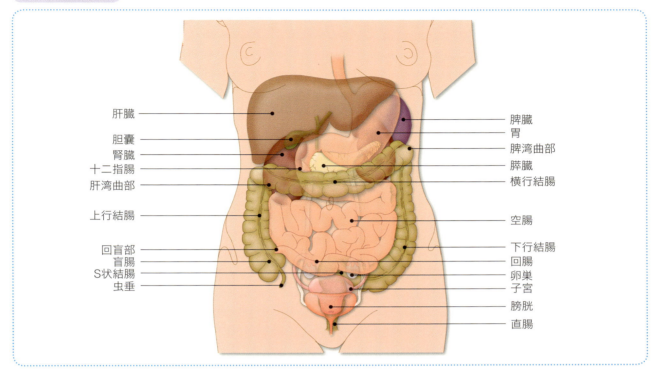

- 肝臓
- 胆嚢
- 腎臓
- 十二指腸
- 肝湾曲部
- 上行結腸
- 回盲部
- 盲腸
- S状結腸
- 虫垂
- 脾臓
- 胃
- 脾湾曲部
- 膵臓
- 横行結腸
- 空腸
- 下行結腸
- 回腸
- 卵巣
- 子宮
- 膀胱
- 直腸

図4 ● 便秘のときの腹痛のメカニズム

● 便秘で大量にガスが発生すると脾湾曲部にガスがたまり、パンパンになる。それが、機械的刺激の原因となり、Aδ線維を通して左季肋部痛として感じる。

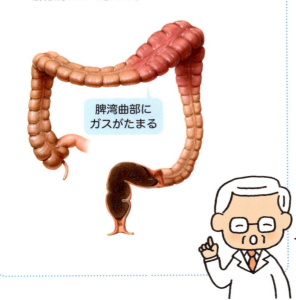

脾湾曲部にガスがたまる

腹痛は腹部以外の臓器の影響も受ける

腹部臓器には、
❶消化管（胃、十二指腸、小腸、大腸）
❷肝・胆・膵
❸腎・尿管・膀胱
❹卵巣・子宮（女性）
❺腹部大動脈

などがあり、これらの臓器の異常は腹痛の原因になりうるでしょう。しかし、**表1**に示すように、腹部臓器以外の臓器の影響を受けることも知っておかなければなりません。

また、腹痛を部位別に分類して原因疾患を掲げると、**表2**のようになります。しかし、これは絶対的なものではなく、あくまでも目安にすぎません。

その部分の腹部を打診すると、腸内に気体があることを示すポンポンという音がします。

腹痛

表1 ●腹痛をきたす主な疾患

分類	疾患
消化管の疾患	●急性胃炎 ●便秘 ●過敏性腸症候群 ●胃・十二指腸潰瘍（消化管穿孔による汎発性腹膜炎を含む） ●胃がん ●虫垂炎 ●急性腸炎 ●虚血性腸炎 ●腸閉塞 ●クローン病 ●潰瘍性大腸炎 ●大腸がん
肝・胆・膵疾患	●胆嚢炎 ●胆石症 ●膵炎 ●膵がん ●肝がん
腎・尿路疾患	●尿路結石 ●腎盂炎 ●腎梗塞 ●腎・尿路系の腫瘍 ●膀胱炎
女性生殖器疾患	●子宮外妊娠の破裂 ●子宮付属器炎 ●卵巣腫瘍
心血管疾患	●腹部大動脈瘤の破裂 ●急性大動脈解離 ●腸間膜動脈血栓症 ●心筋梗塞 ●心膜炎
その他	●脾湾曲症候群 ●横隔膜下膿瘍 ●心因性

表2 ●腹痛の部位別にみた比較的多い原因疾患

部位	原因疾患	
心窩部痛	●急性胃炎 ●胃・十二指腸潰瘍 ●胃がん ●膵炎 ●膵がん	●肝がん ●虫垂炎の初期 ●急性大動脈解離 ●心筋梗塞 ●心膜炎
右季肋部痛	●胆嚢炎 ●胆石症	●肝がん ●横隔膜下膿瘍
左季肋部痛	●便秘 ●脾湾曲症候群	●横隔膜下膿瘍
右側腹部痛	●（右側の）尿路結石 ●腎盂炎	●腎梗塞 ●腎・尿路系の腫瘍
臍部痛	●急性大動脈解離	
左側腹部痛	●（左側の）尿路結石 ●腎盂炎	●腎梗塞 ●腎・尿路系の腫瘍
回盲部痛	●虫垂炎	
下腹部痛	●便秘 ●膀胱炎 ●子宮外妊娠の破裂	●子宮付属器炎 ●卵巣腫瘍
左腸骨部痛	●便秘	
腹部全体ないし部位不定	●汎発性腹膜炎 ●急性腸炎 ●虚血性腸炎 ●腸閉塞 ●クローン病 ●潰瘍性大腸炎	●大腸がん ●腸間膜動脈血栓症 ●腹部大動脈瘤の破裂 ●心因性
その他の特徴	●胆嚢炎や胆石症では、痛みが右の背中の肩甲骨の下に向かって放散する。 ●尿路結石では、痛みが鼠径部から大腿内側、男性では陰嚢方向に放散する。	

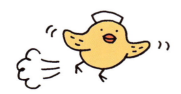

●観察とケアのポイント

姿勢と歩行の確認

　腹痛が強い患者さんは、エビのように腰を曲げて診察室に入ってくるでしょう。背筋を伸ばしてスタスタと入ってきたとすれば、腹痛はそれほどではないと判断できます。

　尿路結石による激しい痛みでは、いても立ってもいられず、転げ回らんばかりで、脂汗をかいているでしょう。

　あたかも薄氷を踏むようにそっと歩いて診察室に入ってくるのは、急性虫垂炎で腹膜炎を起こしているような場合で、体の振動が腹膜に響くと痛いからです。

情報収集

　腹痛の部位は腹部全体か、限局しているか、限局していれば、その場所はどこかを、まず確認しましょう。

　急性虫垂炎では、はじめは心窩部の鈍痛からはじまり、痛みは次第に回盲部に移動するので、時間的経過も有用な情報です。

　腹痛はいつからあるのか、漸増性か、発作性に出現と消退を繰り返しているのかも重要です。

　食事、排便や排尿の状況、悪心・嘔吐、発熱、薬物との関係、既往歴などについての情報も大切です。

　女性の患者さんでは、最終月経や妊娠の可能性についても確認してみてください。

看護につなげる 豆知識

腹部の場所を表現する言葉

　腹部には場所を示すさまざまな表現があります。まずは目標となる剣状突起、臍、鼠径靱帯、恥骨結合を確認しましょう。

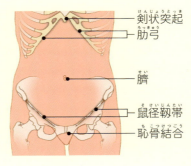

剣状突起
肋弓
臍
鼠径靱帯
恥骨結合

❼と❾を注目してください。下腹部の左右で名称が異なります。

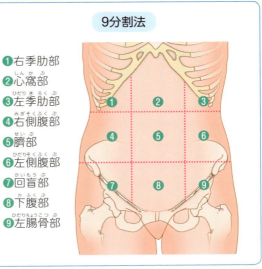

4分割法
❶右上腹部
❷左上腹部
❸右下腹部
❹左下腹部

9分割法
❶右季肋部
❷心窩部
❸左季肋部
❹右側腹部
❺臍部
❻左側腹部
❼回盲部
❽下腹部
❾左腸骨部

腹痛

エビのように腰を曲げ脂汗をかいて、左側腹部痛があり、左鼠径部から左大腿内側に痛みが放散(用語)し、血尿もあるということになれば、左尿管結石が疑われます。

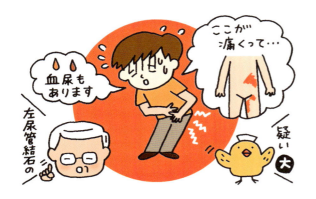

腹部の観察

腹部全体の膨隆ならば腹水貯留か単なる肥満か、限局性膨隆ならば部位はどこかを観察します。

心窩部の膨隆ならば胃や肝臓に、下腹部の膨隆ならば膀胱や子宮に、それぞれ原因を探す必要があります。

太っている人とやせている人では胃の位置に大きなズレがあります（**図5**）。また、やせている患者さんでは、腹壁が薄いので腸の蠕動がみえるでしょう。視診だけでなく、日ごろから腸蠕動音を聴診しておくと、腸閉塞時の腸蠕動音が甲高い金属音に変わっていることをいち早く指摘できると思います。

ケアの基本

激しい腹痛では、情報収集と同時に早急に除痛対策を講じなければなりません。

汎発性腹膜炎、腸閉塞、腸間膜動脈血栓症、腹部大動脈瘤破裂、子宮外妊娠の破裂などでは、大至急開腹手術をしなければならないこともあります。

そうなると、患者さんや家族と信頼関係を築く時間的余裕も少ないと思います。しかし、そんなときほど患者さんや家族の不安も大きいので、医療人はよりいっそう努力しなければならないのです。

図5 ● 胃の位置の違い

太っている人
● 胃が横に寝ている。

やせている人
胃角部
● 胃角部が骨盤の高さまで下がる。

めまい

めまい……………

患者さんの訴え・症状

自分や周りがグルグル回る

目の前が暗くなる

体がフワフワする

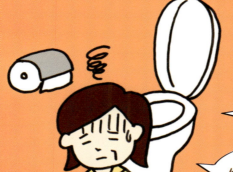

●症状の定義と特徴

めまいとは"目が回る"ことでしょうか。半分はイエスです。目が回る"感じ"がするのであって、実際に目がクルクル回るわけではありません。では、"クラクラッとする"ことでしょうか。これも半分イエスです。

めまいとは、自分の体がフワフワする感じや、自分や周りがグルグル回る感じ、あるいは目の前が暗くなる感じの総称です。難しい言葉でいうと、めまいは「眩暈（げんうん）」といいます。そして、さらに図1の3つの言葉を使い分けます。

図1 ●めまいの分類

❶ 浮動性めまい
体がフワフワする感じ

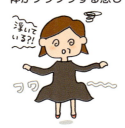

例 小舟に何時間か乗っていて陸に上がると、自分の体がまだ揺れているような感じ

❷ 回転性めまい
自分の体や周囲がグルグル回る感じ

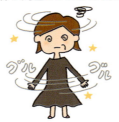

例 子どものときにおもしろがって自分でグルグルと何回も回ってから止まると、周囲の天地がひっくり返りそうになる感じ

❸ 眼前暗黒感（失神性めまい）
目の前が暗くなる感じ

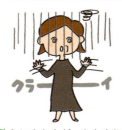

例 急に立ち上がったときに目の前が暗くなる感じ

●症状が起こるしくみ

めまいを理解するためには、まず、私たちが日常、まっすぐ立ったり、座ったり、スタスタ歩いたりすることができるのはなぜだろうか、と考えることからはじめましょう。

それは、私たちの身体には、平衡を保つメカニズムが備わっているからです。ただ普段から、「あ、今、平衡を保っている」などと考えながら行動することはなく、みんな無意識のうちに平衡を保っているのです。

身体の平衡を保つメカニズムの主役を担っているのは、前庭器官、前庭神経、脳幹、小脳などの"前庭感覚 用語 系"です（図2）。それに眼球、大脳、小脳、脳幹などの"視覚 用語 ならびに視運動系"と、四肢や躯幹の筋肉、錐体路および錐体外路などの"深部感覚 用語 系"が補助的に作用します。

そして、これらのどこかに障害が生じれば、身体の平衡を保つのが難しくなります。

身体の平衡を保つのに最も大切な前庭感覚について、前庭器官から小脳までの構造と機能について復習しておきましょう。

前庭器官の構成

① 三半規管

外側、前、後の互いに垂直に配列された3つの半規管からなっていて、体の回転加速度 用語 を感知します。

② 卵形嚢と球形嚢

卵形嚢は三半規管の底部に、球形嚢はその横にあります。卵形嚢は体の水平方向の直線加速度 用語 を、球形嚢は体の垂直方向の直線加速度を感知します。

前庭神経路

平衡感覚を中枢に伝えるルートは前庭神経路です。

平衡感覚を感じ取った三半規管、卵形嚢、球形嚢から集まった神経線維は前庭神経となり、蝸牛からの神経線維である蝸牛神経と一緒になって第Ⅷ脳神経（＝聴神経）となって内耳道を通り、延髄から小脳内に入って前庭神経核および小脳室頂核に達します。この一連のルートを前庭神経路といいます（図2）。

めまいは、その原因がどこにあるかによって、**表**

図2 ●前庭器官から小脳までの構造

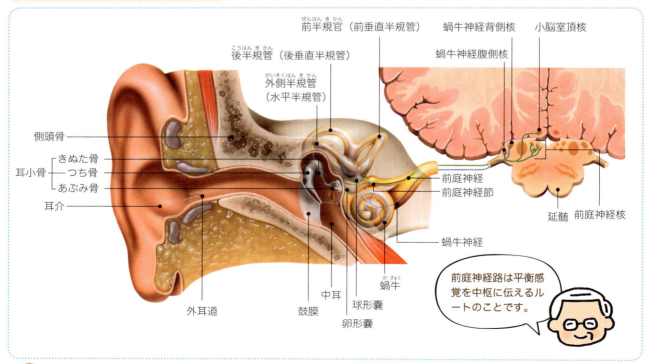

前庭神経路は平衡感覚を中枢に伝えるルートのことです。

用語 p.161〜173の用語解説を参照

1のように分類されます。

めまいの約半数が末梢性（前庭性）めまい、3割が中枢性めまい、1割が失神性めまいといわれています（図3）。

末梢性（前庭性）めまい

末梢性（前庭性）めまいの代表例は、良性発作性頭位めまい、メニエール病、前庭神経炎です。いずれも前庭器官に何かの異変が生じたために起こる症状です。

① 良性発作性頭位めまい

良性発作性頭位めまいは、特定の頭の位置で誘発され、数分程度続く回転性のめまいで、これを繰り返すのが特徴です。多くは眼振 用語 を伴います。

頭位で誘発されることから、三半規管の機能異常が原因と考えられています。

② メニエール病

メニエール病とは、フランスの医師メニエール氏によってはじめて報告されたので、この名前がつけられています。

特に誘因がなく発症する回転性のめまいで、数時間から1日くらい続きます。

難聴や耳鳴りを伴います。また、眼振を伴うこともあります。

難聴や耳鳴りを伴うことから、前庭器官や蝸牛を含めた部分の浮腫が原因とされています。

③ 前庭神経炎

前庭神経炎は、風邪（感冒様症状）などの後に発症する回転性のめまいで、数日から1週間くらい続きます。

前庭器官の炎症と考えられていますが、証明はきわめて困難です。

中枢性めまい

中枢性めまいの原因は、多くの場合、血液循環がよくないためです。もちろん、きわめてまれに小脳に腫瘍ができたためという場合もあります。

① 椎骨脳底動脈循環不全

字のとおり、椎骨脳底動脈系の血液循環不全が原因で、多くは動脈硬化によると推察されています。

複視 用語 、視野障害、運動失調、構語障害 用語 、顔面のしびれなどの神経症状を伴うことがあります。

表1●めまいの分類と原因

分類	原因
1 末梢性（前庭性）めまい 前庭感覚の障害によるめまい	●良性発作性頭位めまい ●メニエール病 ●突発性難聴 ●前庭神経炎 ●内耳炎　　　　　　など
2 中枢性めまい 中枢神経系 用語 の障害によるめまい	●椎骨脳底動脈循環不全 ●小脳脳幹梗塞 ●小脳脳幹出血 ●小脳脳幹腫瘍 ●聴神経腫瘍 ●多発性硬化症 ●髄膜炎　　　　　　など
3 失神性めまい 血圧低下や循環障害などによるめまい	●起立性低血圧 ●不整脈 ●貧血 ●脱水　　　　　　　など
4 その他 心因性、視性、頸性	●神経症 ●視力障害 ●変形性脊椎症　　　など

図3●めまいの原因

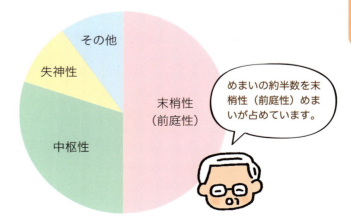

めまいの約半数を末梢性（前庭性）めまいが占めています。

② 小脳梗塞や小脳出血など

特に後下小脳動脈や前下小脳動脈などの梗塞や出血のときにみられます。

失神性めまい

起立性低血圧、不整脈、貧血、脱水などによる血圧低下や循環障害によるめまいです。経験のある人もいるでしょう。

起立性低血圧について説明すると、横になっている人が急に立ち上がったときに重力に逆らって脳の血流を維持するためには、交感神経を介して心拍数を増加させ、かつ下半身の血管を収縮させる機能が即刻はたらかなくてはなりません。この機能が十分にはたらかないと、脳血流が一時的に低下し、めまい、立ちくらみ、失神などをきたします。

臥位から立位になったときに収縮期血圧が20mmHg以上下がれば、起立性低血圧と判断されます。原因には、糖尿病神経障害のほか、多発性神経炎、降圧薬内服などがあります。

●観察とケアのポイント

搬送されてきたとき

めまいの患者さんが搬送されてきたら、衣服をゆるめ、最も楽な姿勢をとってもらいます。

そのとき、患者さんにとってどのような姿勢が楽なのか、体が倒れそうになるとすれば、左右どちら側か、目はつむっているのか、開眼していれば眼球の動きはどうかを観察します。

ほとんどの場合、悪心・嘔吐を伴っていますから、その対策も講じておきましょう。

医療面接での情報収集

会話が可能ならば、表2について、確認をします。表3にあるような、めまいの原因になりうる内服薬や基礎疾患の有無の確認も大切です。

不安の解消がコツ

めまいで天井がグルグル回るというのは、あくまでも自覚症状です。

他覚的には、眼振がなければ外見は健康な人とあまり変わりません。それなのに患者さんは、自分の身体が揺れるか、天井が回転しているかで、ベッドの枠にしがみついていないと振り落とされてしまいそうに感じているのです。

患者さんは、この苦痛を周囲の人にわかってもらえるかどうか、心のなかは不安でたまらないのです。不安はさらにめまいを増強させます。

そこでケアに際しては、まず医師への連絡を済ませたら、患者さんの訴えをよく聞いて、めまいは適切な治療により必ずよくなることを説明し、少しでも不安を和らげるよう努めましょう。

表2●めまいの患者さんへの情報収集

- フワフワする浮動性めまいか、周囲や自分がクルクル回る回転性めまいか、フッと目の前が暗くなる眼前暗黒感か
- 持続性か、持続性ならばどのくらい続いているのか、発作性で症状が出没するのか
- 前駆症状はなかったのか、発症の誘因はなかったか、頭の向きによりめまいに変化はないか
- 難聴や耳鳴りはないか
- 複視、視野障害、運動失調、構語障害、顔面のしびれなどの神経症状はないか
- 頭痛や発熱はないか

表3●めまいの原因になりうる基礎疾患の確認

- 頭部外傷やむち打ち症の既往があるか
- 騒音環境下で長期間仕事をしていたり、大きな音を長時間イヤフォンなどで聴いていたか
- 長期間ストレプトマイシンやカナマイシンなどの抗菌薬を使用していたか
- 中耳炎の既往があるか
- 高血圧、心疾患、貧血、立ちくらみなどの既往があるか
- 乗り物酔いが激しいか
- 月経前や月経中にめまいをきたしたことがあるか
- 精神的ストレスが強いか

瘙痒感

そうようかん

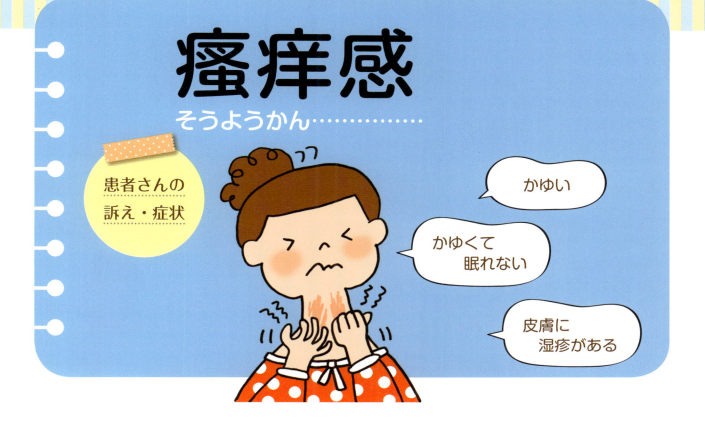

●症状の定義と特徴

瘙痒感とは、かゆい感じのこと。「瘙」とは搔くこと、「痒」とはかゆみのことです。

蚊やブユに刺されたところの感じ、傷が治りかけのころの傷口の感じ、トロロ芋を食べたときの口の周りの感じ、汗をかいた後の頭の皮膚の感じ、夏の強い日差しで日焼けしてから2～3日したころの背中の感じ、あれが「かゆい」という感覚です。

かゆい、痛いという感覚は、その程度を客観的、定量的に表現することがきわめて難しいものです。

痛みの場合は、くも膜下出血のときの頭痛や急性大動脈解離のときの胸痛は、「これまでに感じたことのないほどの激しい痛み」などと表現されます。

しかし、かゆみの程度を表現するのは、もっと大変です。「かゆくて眠れない」というのは、かなり強いかゆみを意味します。「眠っていて知らない間に搔いたらしい」ということもあります。これは無意識にかゆみを感じていたということです。

かゆみの程度は、そのときの気分によっても感じ方が左右されます。

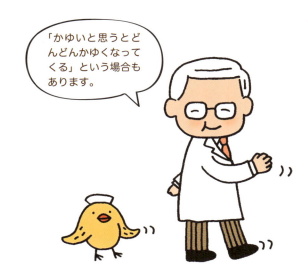

●症状が起こるしくみ

皮膚の感覚

　皮膚の感覚受容器には、機械的受容器、温熱受容器、痛覚受容器の3つがあります（**図1**）。

　機械的受容器とは、皮膚が圧迫されたり、触られたり、皮膚に振動が与えられたりしたことを感じる受容器です。

　例えば、圧迫されて皮膚がわずかにへこめば機械的受容器のうちのメルケル触盤やルフィニ終末が、振動が与えられればマイスナー小体やパチニ小体が感じて、神経線維 用語 に情報を伝えます（メルケル、ルフィニ、マイスナー、パチニは、いずれも発見した人の名前です）。

　このとき情報を伝える神経線維は、ほとんどがAβ

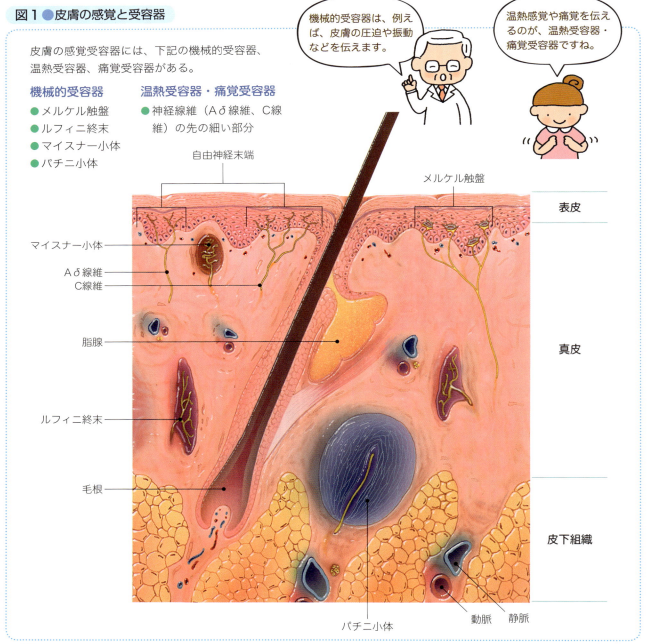

図1 皮膚の感覚と受容器

皮膚の感覚受容器には、下記の機械的受容器、温熱受容器、痛覚受容器がある。

機械的受容器
- メルケル触盤
- ルフィニ終末
- マイスナー小体
- パチニ小体

温熱受容器・痛覚受容器
- 神経線維（Aδ線維、C線維）の先の細い部分

用語 p.161〜173の用語解説を参照

線維と呼ばれる神経線維で、わずかにAδ（エーデルタ）線維という神経線維も関与します。

温熱受容器や痛覚受容器には、このように人名のついた受容器はなく、神経線維の先の細い部分で感じます。

温熱感覚や痛覚を伝える神経線維はAδ線維とC線維ですが、痛覚についてみると、刺すような痛みはAδ線維が、焼けつくような痛みはC線維が伝えます。

そして、それぞれの神経線維は脊髄を経由して脳に感覚を伝えます。

かゆみの受容器

正確には、かゆみだけを感じる受容器、つまり"かゆみ受容器"というのはありません。

もちろん、これからもっと医学が進歩すれば発見されるかもしれませんが現時点では特定されたものはないのです。

かゆみはどのように感じて脳に伝えられるのでしょうか。

かゆみは痛覚を伝えるC線維が感じて伝えるのです（図2）。しかし、かゆみの軽いのが痛みかというと、かゆみがどんどん激しくなっても痛みに変わるわけではありませんから、痛みとかゆみとはやはり異なった感覚といえるでしょう。

瘙痒感をきたす病態

瘙痒感をきたす病態には、
❶瘙痒感を伴う皮膚疾患がある
❷基礎疾患により瘙痒感を伴う皮疹が生じている
❸皮膚病変がないのに瘙痒感がある
の3つの場合があります。それぞれについて説明しましょう。

図2●かゆみのメカニズム

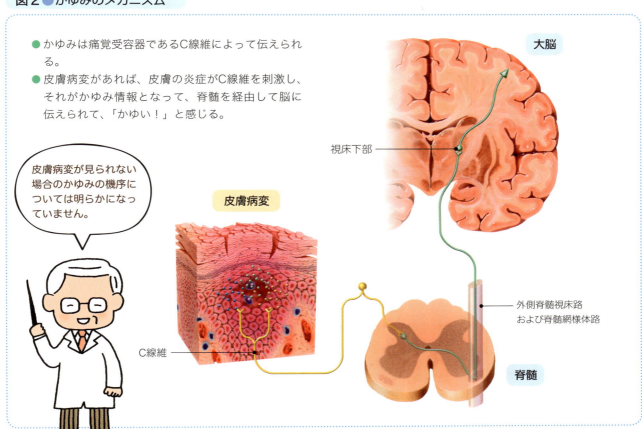

- かゆみは痛覚受容器であるC線維によって伝えられる。
- 皮膚病変があれば、皮膚の炎症がC線維を刺激し、それがかゆみ情報となって、脊髄を経由して脳に伝えられて、「かゆい！」と感じる。

皮膚病変が見られない場合のかゆみの機序については明らかになっていません。

① 瘙痒感を伴う皮膚疾患がある場合

かゆみを伴う皮膚疾患はとてもたくさんあり、まれな皮膚疾患まで数え上げると何ページあっても足りません。ここでは、主なものだけを表1に示しました。

② 基礎疾患により瘙痒感を伴う皮疹が生じている場合

例えば、甲状腺機能低下症で皮膚乾燥症をきたせばかゆみがありますし、リンパ腫の一種であるホジキン病は痒疹をきたすことで有名です。

このように、何か基礎になる疾患があって、そのためにかゆみを伴う皮膚病変をきたす場合の主なものを表2に掲げました。

③ 皮膚病変がないのに瘙痒感がある場合

皮膚病変があるときのかゆみの説明は簡単です。皮膚に炎症などがあれば、それがC線維の終末を刺激してかゆみ情報となって脳に伝えられ「ああ、かゆい！」と感じるからです。

問題は、よく観察してみても皮膚病変がまったくない表3の状態のようなときに、かゆみを訴える患者さんがいるのはどうしてかということです。

例えば、糖尿病では白癬やカンジダ症を合併することがよく知られていますが、いくらみても皮膚病変はないのに、患者さんはかゆみを訴えることがあります。

この理由として、糖尿病神経障害【用語】による自律神経障害で、皮膚の汗腺の機能が低下し、皮膚乾燥症になってかゆみをきたすのだと推察されていますが、それを実際に証明することはきわめて困難です。

また、肝臓障害から黄疸になると、胆汁酸という物質が皮膚を刺激するため、かゆみが生じるのだという説があります。確かにそれもあるのでしょうが、黄疸のない肝臓障害の場合にもかゆみをきたすことがありますから、胆汁酸だけの単独犯行ではありません。

そのほかにも、リンパ腫や血液の疾患など、かゆみをきたす状態はたくさんありますが、その機序についてはまだまだ明らかになってはいないのです。

表1 ● 瘙痒感を伴う主な皮膚疾患

- アトピー性皮膚炎
- 痒疹
- 汗疹
- 接触性皮膚炎
- 虫刺症
- 薬疹
- 貨幣状湿疹
- 皮膚乾燥症
- 白癬、カンジダ症
- 神経皮膚炎
- 扁平苔癬
- 疥癬【用語】
- 脂漏性皮膚炎
- 乾癬
- 蕁麻疹

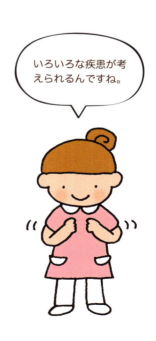

いろいろな疾患が考えられるんですね。

表2●基礎疾患により瘙痒感を伴う皮疹が生じる例

基礎疾患	瘙痒感を伴う皮膚疾患
1 甲状腺機能低下症 2 糖尿病	●皮膚乾燥症
3 ホジキン病 4 類天疱瘡	●痒疹
5 白血病 6 ウイルス感染	●播種性紅斑 ●滲出性紅斑
7 糖尿病	●白癬 ●カンジダ症

表3●皮膚病変がないのに瘙痒感がある病態

- ●糖尿病
- ●血液疾患
- ●痛風
- ●鉄欠乏
- ●肝疾患
- ●寄生虫疾患
- ●血液透析
- ●薬剤性
- ●甲状腺疾患
- ●心因性
- ●悪性腫瘍
- ●妊娠（※疾患ではない）

●観察とケアのポイント

皮膚病変の有無

観察にあたっての最大のポイントは、そのかゆみが皮膚病変によるものなのか、そうではなく何かの基礎疾患によるものなのかを判別することです。

これには皮膚科の専門医の意見を聞く必要があります。

このことがなぜ最大のポイントかというと、基礎疾患のなかには、しばしば悪性腫瘍のような重篤な疾患が潜んでいるからなのです。

また、皮膚病変があるからといっても、それが本当にかゆみの原因になっているかどうかの判断には慎重な視点が必要です。掻いたためのひっ掻き傷により、病変が修飾されてしまっているかもしれないのです。

さらに、患者さんは、かゆみイコール皮膚の病気だと考えて、まさか全身疾患が隠れているとは思いません。そのため、自分では随伴症状を認識していないこともあり、医療人はそこを明らかにしていく必要があります。そこで、かゆみを訴えている患者さんに出会ったら、図3の内容を確認しましょう。

基礎疾患の有無を調べるための検査

患者さんは、かゆいのだから診断してもらって皮膚の薬でもつければ、と思っているかもしれません。

しかし、悪性腫瘍や難病などの基礎疾患が疑われれば、尿、便、血液（血球数算定、血液生化学など）、画像検査（X線、超音波検査、CT、MRI）などが計画されるでしょう。

なぜ、それらの検査が必要なのかを、医師とも緊密な連絡をとって、患者さんを不安にさせることがないように言葉を選んで説明しなければなりません。

かゆみの感じ方には個人差がある

蚊に刺されたとき、ひどくかゆがる人もいれば、比較的ケロッとしている人もいます。また、かゆいと思いはじめると、かゆみがどんどんエスカレートするという経験のある人もいるでしょう。

かゆみとは個人差があるうえに、そのときの体調や精神状態によっても感じ方が異なるため、治療の一環として、不安を取り除いたり、一時でもかゆみを忘れさせるような手法も有効です。

図3 ● かゆみを訴えている患者さんに確認すること

❶かゆみは、いつから、どこに、どの程度に感じるようになったのか。どんなときに強く感じるのか、どうすれば治まるのか。

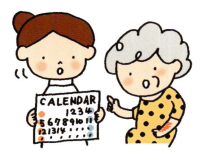

❷かゆみを感じる前に皮膚に変化があったか。かいたとき皮膚に変化が生じたか。皮膚の変化は出没するのか。どんどん悪くなるとか、よくなるといった傾向があるか。

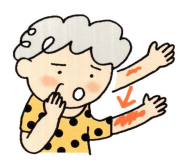

❸何かに接触したり、薬をつけたりしたか。

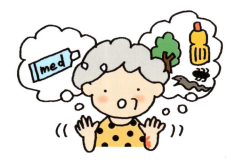

❹かゆみ以外に、発熱や体重減少などの全身症状を伴っていないか。かゆみとは関係ないと思っている症状や、体調の変化はないか。

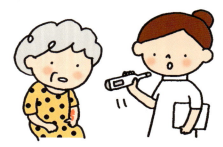

貧血
ひんけつ……………

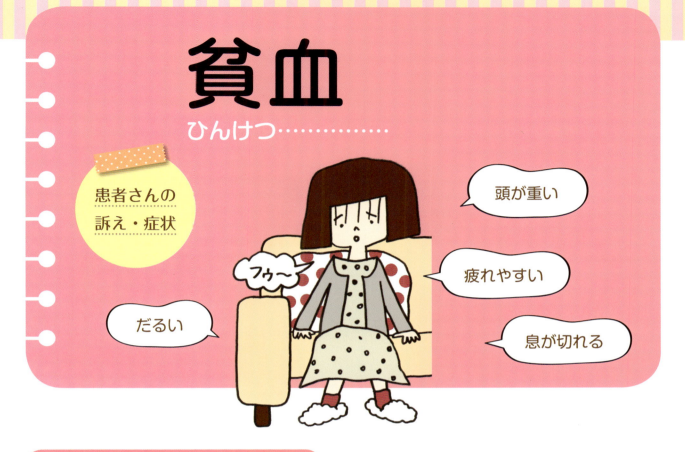

●症状の定義と特徴

学校時代、朝礼で校庭に長い時間立っていたとき、クラスメートが気分が悪くなって倒れ込んだら、誰かが「あの子、貧血を起こしたんだ」と言った、だからああいうのが貧血だ……なんていうのは大間違いです。それは多分、一過性脳虚血だったのでしょう。昔は、それを"脳貧血"といい、いつのころからか"脳"がとれて"貧血"と言い習わされてしまったのです。

皆さんは医療人ですから、言葉の意味を正確に知ってください。

貧血とは"血液中のヘモグロビン量が低下している状態"のことです。

貧血のことを英語でanemia（アニーミア）といい、anは否定を表し、〜emiaは血液の状態を意味します。つまり、anemiaとは血液がない状態ということです。

成人の血液量は体重1kgあたり85mLで、その約45％が有形成分、つまり白血球、赤血球、血小板の3つですが、容積でみるとほとんどは赤血球 用語 （図1）が占めています。

赤血球は、その中にヘモグロビン（hemoglobin：Hb）用語 という赤い色素をもっています。そのためヘモグロビンのことを昔は血色素といいました。血液が赤いのは、このヘモグロビンのせいなのです。

血液を採って、ヘモグロビンを測り、成人の男性ならば13g/dL未満、女性ならば11g/dL未満であれば、「貧血あり」となります。

図1●赤血球の形状

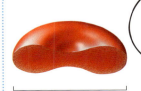

約7μm

赤血球は、文字どおり赤く、球形ではなく円盤状で、真ん中が少しへこんでいて白玉のような形をしています。

用語 p.161〜173の用語解説を参照

●症状が起こるしくみ

造血のしくみ

赤血球は骨髄の造血幹細胞 用語 から、幹細胞→前赤芽球→赤芽球→網（状）赤血球→赤血球という経過で産生されます（図2）。

ここで、赤血球関係で知っておかなくてはならない数値を表1に挙げておきます。

ヘモグロビンは、ヘムとグロビンというタンパク質により構成されています。このヘムには鉄が含まれていて、血液が肺に行くと、ヘモグロビンが酸素を受け取り、全身の細胞に酸素を配達します。よく赤血球は酸素の運搬役といわれますが、赤血球の中のヘモグロビンが酸素を運搬しているのです。

貧血の原因疾患

看護師は、貧血の患者さんに接したら、「さて、何が原因で貧血になっているのだろう」と考えなければなりません。看護学生ならば「貧血をきたす疾患にはどのようなものがあるか」という試験問題に出くわすでしょう。

ある病態の原因を考える際、思いつくままに病名を挙げるのは感心できません。まず、大きく分類した項目を考えるほうが頭の中が整理でき、欠落がないのです。

そのテクニックで貧血の原因疾患を挙げると、以下の3つの大項目になります。

❶赤血球の産生の障害
❷赤血球の破壊の亢進
❸赤血球の喪失

そして、それぞれの大項目について原因疾患を考えていくと表2のようになります。

図2 ●赤血球の産生

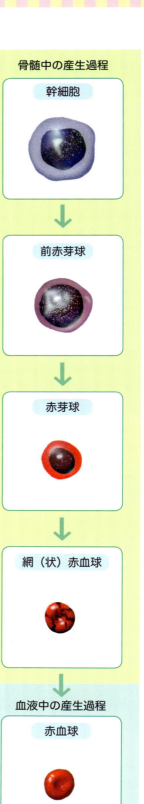

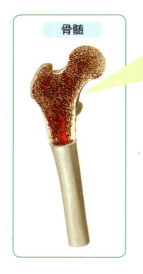

流血中には網（状）赤血球の一部と赤血球があります。

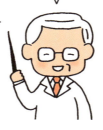
赤血球は骨髄の造血幹細胞から、幹細胞→前赤芽球→赤芽球→網（状）赤血球→赤血球という経過で産生されます。

赤血球の平均寿命は3か月ですから、骨髄はどんどん赤血球を作り続けなければなりません。

赤血球の産生の障害

① ヘモグロビンの合成障害：鉄欠乏性貧血

　ヘモグロビンのヘムには鉄が含まれていると書きました。赤血球の産生は骨髄で行われますが、その際、偏食などで鉄分が不足していると、材料不足でヘモグロビンを合成できず、赤血球が作れません。これが鉄欠乏性貧血です。

　鉄欠乏性貧血では、赤血球のサイズが小さくなり、かつ赤血球中のヘモグロビンも少なめになります。これを"小球性低色素性貧血"といいます。

　血清中の鉄を測定してみると低値を示しているはずです。そして、血液中の鉄の"運び屋"（鉄の輸送担体）であるトランスフェリン 用語 というタンパクを測定してみると、運ぶモノが少ないので、タクシーにたとえると「空車」状態の車が多いことになります。こ

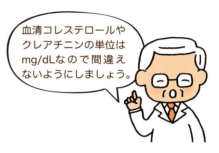

表1 ● 貧血を理解するために知っておかなくてはならない基準値

赤血球数	
男性 400〜550万/μL	女性 360〜500万/μL
ヘモグロビン濃度	
男性 13.0〜18.0g/dL	女性 11.0〜16.0g/dL
ヘマトクリット値 用語	
男性 37〜52%	女性 32〜48%

- μLはマイクロリットルと読む。1μLとは百万分の1Lという意味。同じ単位を以前はmm³（立方ミリメートル）といったが、現在ではmm³ではなくμLという。1μLの血液中には男性では400〜550万個の赤血球があるということである。
- g/dLはグラム・パー・デシリットルと読む。1dLとは10分の1L、つまりは100mLという意味である。1dLの血液中に男性では13〜18gのヘモグロビンが含まれているということである。

表2 ● 原因別　貧血をきたす代表的疾患

原因		疾患
赤血球の産生の障害	● ヘモグロビンの合成障害	● 鉄欠乏性貧血
	● 赤血球産生組織のDNA合成障害	● 巨赤芽球性貧血
	● 造血幹細胞の異常	● 再生不良性貧血 ● 骨髄異形成症候群
	● エリスロポイエチン産生障害	● 腎性貧血
赤血球の破壊の亢進	● 先天性	● 遺伝性球状赤血球症
	● 後天性	● 自己免疫性溶血性貧血
赤血球の喪失	● 赤血球産生組織のDNA合成障害	● 急性あるいは慢性の出血

れを不飽和鉄結合能 用語 が増大しているといいます。

また、慢性的な鉄欠乏状態では、体内の貯蔵鉄を反映するフェリチン 用語 も減っているでしょう（図3）。

② 赤血球産生組織のDNA合成障害 ：巨赤芽球性貧血

赤血球の平均寿命は3か月程度ですから、骨髄はどんどん赤血球を作り続けなければなりませんが、それにはDNA（deoxyribonucleic acid：デオキシリボ核酸）をたくさん必要とします。

DNAの合成には、ビタミンB_{12}や葉酸が必要です。もしビタミンB_{12}や葉酸が不足すると、赤血球産生の途中で障害が生じて巨赤芽球ができ、流血中にはサイズの大きな赤血球が出現します。

これが巨赤芽球性貧血で、赤血球のサイズでいえば大球性貧血と称されます。

ビタミンB_{12}は、胃の壁細胞から分泌される"内因子" 用語 と結合して回腸から吸収されるしくみになっています。このビタミンB_{12}の吸収の過程が傷害されて生じる巨赤芽球性貧血のことを昔は"悪性貧血"といいました。しかしビタミンB_{12}を筋肉注射で補ってやれば貧血はたちどころに改善してしまうので、ちっとも"悪性"ではないのです。

胃の切除手術を受けた患者さんでは、巨赤芽球性貧血がみられることがあります。これは胃の壁細胞がないための"内因子"不足によるビタミンB_{12}の吸収障害によるものですから、ビタミンB_{12}の定期的な筋肉注射で改善するはずです。

③ 造血幹細胞の異常 ：再生不良性貧血、骨髄異形成症候群

骨髄中の造血幹細胞は、赤血球ばかりでなく白血球や血小板のもとにもなる細胞です。

再生不良性貧血や骨髄異形成症候群というのは、この造血幹細胞の異常による疾患です。

つまり、工場にたとえると製品の製造ラインが壊れた状態で、赤血球を作り出すことができませんから、ことは重大です。とりあえず赤血球を輸血しなければならないでしょう。

④ エリスロポイエチン産生障害：腎性貧血

腎臓でエリスロポイエチンという物質が産生されますが、これは骨髄で幹細胞から前赤芽球へのルートを促進する作用がある物質です。ですから、腎臓病ではエリスロポイエチン産生が障害されて貧血をきたすのです。

赤血球の破壊の亢進

① 先天性：遺伝性球状赤血球症

赤血球が破壊されて中身が出てしまうことを溶血といいます。

遺伝性球状赤血球症という疾患では、赤血球は真ん中がへこんだ形でなく、ボールのような形をしていて、血管内で破壊され溶血性貧血をきたします。

② 後天性：自己免疫性溶血性貧血

後天性の溶血性貧血には、赤血球の膜の異常による発作性夜間血色素尿症や化学薬品によるものもありますが、ここでは自己免疫性溶血性貧血について解説します。

自己免疫とは、間違って自分に対して抗体を作ってしまうことです。自己免疫性溶血性貧血とは、自分の赤血球の膜に対して抗体を作ってしまったために、抗原抗体反応 用語 により自分で自分の赤血球を攻撃して壊してしまう疾患です。

溶血が生じると赤血球内のヘモグロビンが血液中に流れ出し、鉄とビリルビンになります。このビリルビンは間接型ビリルビン、またの名を非抱合型ビリルビ

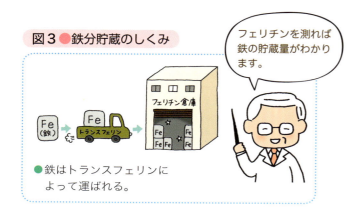

図3● 鉄分貯蔵のしくみ

フェリチンを測れば鉄の貯蔵量がわかります。

● 鉄はトランスフェリンによって運ばれる。

ンといいます。間接型ビリルビンは肝臓でグルクロン酸と結合し、直接型ビリルビン（抱合型ビリルビン）になり胆汁中に排泄されます。

赤血球の喪失：急性あるいは慢性の出血

急性出血性貧血は、外傷、食道静脈瘤破裂、胸腔や腹腔内出血などでみられますが、大量の鼻出血や痔核からの出血でもみられることがあります。

急性出血で、出血量が多ければ、顔面蒼白、冷汗、頻脈、脈拍微弱、血圧低下をきたし、意識消失を伴うこともあるでしょう。こうなると貧血というより循環血液量の急激な低下による"出血性ショック"ですから、貧血とは少々病態が異なってきます。

慢性出血性貧血は、胃潰瘍からジワジワと出血していたり、子宮筋腫があって月経過多がある場合などにみられます。

慢性出血があると、骨髄は大車輪で赤血球の増産態勢をとり、どんどん赤血球を送り出さなければなりません。その結果、材料の鉄が不足して鉄欠乏性貧血になります。

赤血球の増産態勢にあることは、血液を採取して顕微鏡で観察すると、末梢血中の網（状）赤血球の割合が増えていることからも判断できます。

看護につなげる 豆知識

赤血球容積

赤血球の平均直径は7μmと書きました。しかし、赤血球サイズを知るのに顕微鏡で1つ1つ赤血球の直径を測定するのは大変です。

そこで、次の計算式で平均赤血球容積（mean corpuscular volume：MCV）を求めると、原因疾患を鑑別するめやすになります。赤血球サイズが小さければ平均赤血球容積が小さい小球性貧血、赤血球サイズが大きければ平均赤血球容積が大きい大球性貧血です。

$$平均赤血球容積(fL) = \frac{ヘマトクリット値(\%)}{赤血球数(\times 10^4/\mu L)} \times 10$$

- ヘマトクリット値が45％で赤血球数が500万ならば、45÷5.0×10＝90fLとなる。
- fLはフェムトリッターと読む。フェムトはfemtoと書き、10^{-15}という意味。つまり1fLは、1/1,000,000,000,000,000L。

平均赤血球容積からみた貧血の原因疾患

平均赤血球容積(fL)	赤血球の大きさ	原因疾患の例
<80	●小球性貧血	●鉄欠乏性貧血
80～100	●正球性貧血	●再生不良性貧血 ●骨髄異形成症候群 ●腎性貧血 ●自己免疫性溶血性貧血
≧101	●大球性貧血	●巨赤芽球性貧血 ●再生不良性貧血の一部 ●骨髄異形成症候群の一部

●観察とケアのポイント

貧血ではないかと疑ってみる

慢性に進行した貧血では、患者さん本人は貧血に気がついていない場合が結構あります。

「だるい」「仕事がはかどらない」「疲れやすい」「息が切れる」「動悸がする」などと訴えて医療機関を訪れた場合、これらの自覚症状だけでは心臓や呼吸器の疾患とも思えますし、精神的な疾患も考えられます。そのようなときは、

- 偏食ではないか……鉄欠乏？
- 便が黒っぽかったり痔からの出血はないか……慢性出血？
- 月経過多はないか……慢性出血？
- 薬剤の常用や化学物質取り扱い歴はどうか……薬剤性の骨髄障害？
- 胃の手術歴はないか……ビタミンB_{12}不足？

などを確かめてください。

そして、一度は血液の検査を受けることを勧めてください。

どこを観察するか

貧血を疑ったら、まず顔色を見てください。しかし、もともと色白なのか、それとも貧血のために蒼白なのか、なかなか区別がつきにくいこともあるでしょう。

そこで、次には眼瞼結膜を観察します（図4）。座位の患者さんならば、検者の親指で患者さんの下眼瞼を下に引きながら「天井方向を見てください」といいます。貧血があれば赤味が薄くなった下眼瞼結膜を観察できるでしょう。

ただし、これには日ごろから健康な人の眼瞼結膜の色合いを見て知っておかなくてはなりません。

また、貧血があれば、舌や口腔粘膜は赤味が少なくなり、手のひらは白っぽいというより黄色っぽく見えることもあります。

鉄欠乏性貧血では、口角炎やスプーン状爪 用語 、巨赤芽球性貧血では舌炎などの症状も知られていますが、国内ではそれほど進行したケースに遭遇すること

はまれになりました。

併せて頸部の聴診もしましょう。

頸動脈の拍動を確認したら、そこを聴診してください。心拍動に同期してザーッ、ザーッ、ザーッと血管雑音が聴取できる場合があります。これは貧血で血流速度が増したことによる機能性雑音です。

頸動脈のやや後ろの頸静脈を聴診すると、低く弱いブーンという連続性の音が聴こえることがあります。これは静脈コマ音といいます。おもちゃのコマで、いきおいよく回すとブーンとうなるような音が出るものがあり、そこからきた名前です。静脈コマ音が聴こえたら血液のヘモグロビンは7g/dL以下だと思ってください。

ケアの基本は原因次第

鉄欠乏性貧血が偏食によるのであれば食事を適正にすればよいだけですが、胃潰瘍による慢性出血がもとで鉄欠乏性貧血をきたしたのであれば、原因を治さずに鉄分を補充しても意味がないかもしれません。

再生不良性貧血や骨髄異形成症候群は、症例によっては予後のよくない場合がありますし、腎性貧血ならば、エリスロポイエチン投与で貧血は一時的には回復しますが、腎臓を元通りにするのは難しいことです。

つまり貧血の原因疾患によりケアがまったく異なるのです。

図4 ●眼瞼結膜の観察

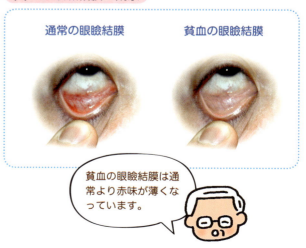

通常の眼瞼結膜　　貧血の眼瞼結膜

貧血の眼瞼結膜は通常より赤味が薄くなっています。

意識障害
いしきしょうがい

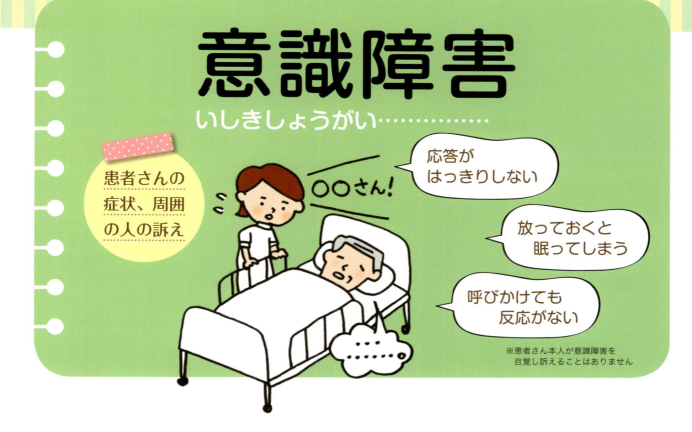

●症状の定義と特徴

意識という言葉には2つの意味があります。1つは、今、自分がどこにいて何をしているかがはっきりとわかる状態を表す言葉としての「意識」。もう1つは、ある事柄に関する明確な認識のことで、「日ごろから防災意識を高めて…」などと使われる「意識」です。

ここで扱う「意識」は前者です。「自分の周囲や自分自身のことを正確に認識できる状態」で、この状態を「意識清明（せいめい）」といいます。

意識が清明ではない状態を「意識障害」といい、医学的に言うと、覚醒の程度が低下して思考や記憶が障害された状態です。それには、「ここはどこ？ 今日は何年何月？」という軽い程度から、つねっても叩いても反応しない状態まで、さまざまな程度があります。

意識障害の程度を表す言葉として、これまでは4段階の表現が用いられていました。

❶放っておくと眠ってしまう「傾眠（けいみん）」

❷刺激を与えると簡単な質問や動作に応じる「昏迷（こんめい）」

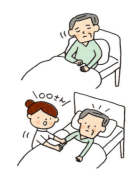

❸針でつつくなどの強い刺激に対して払いのける動作を示す「半昏睡（はんこんすい）」

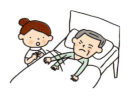

❹どんな刺激にも反応しない「昏睡」

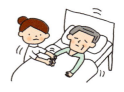

最近では、ジャパン・コーマ・スケール（Japan Coma Scale：JCS 用語、表1）や、グラスゴー・コーマ・スケール（Glasgow Coma Scale：GCS 用語、表2）による意識障害の分類が用いられます。これらのコーマ・スケールを用いて表現することで、意識障害の程度を正確に伝えることができます。

ほかに、臨床でしばしば飛び交う言葉として、
- 目覚めているようだがいまひとつ応答がはっきりしない「意識混濁」
- 実際にないものが見えると感じる「幻視」
- 実際に聞こえない言葉や音が聞こえると感じる「幻聴」
- あることを事実だと信じてしまう「妄想」

などがあります。

また、目覚めてはいるものの思考や判断が正しく行われず、不穏状態や興奮状態を呈している状態を「せん（譫）妄」といいます。

表1 ●ジャパン・コーマ・スケール（JCS）

	0	意識清明
Ⅰ（1桁） 刺激しなくても覚醒している	1	大体意識清明だが、今1つはっきりしない
	2	見当識障害がある
	3	自分の名前、生年月日が言えない
Ⅱ（2桁） 刺激すると覚醒する （刺激をやめると眠り込む）	10	普通の呼びかけで容易に開眼する
	20	大きな声または体を揺さぶることにより開眼する
	30	痛み刺激を加えつつ呼びかけを繰り返すとかろうじて開眼する
Ⅲ（3桁） 刺激しても覚醒しない	100	痛み刺激に対し、払いのけるような動作をする
	200	痛み刺激で、少し手足を動かしたり顔をしかめたりする
	300	痛み刺激に反応しない

● 桁が多くなるほど重症

表2 ●グラスゴー・コーマ・スケール（GCS）

E（eye opening）開眼	
4	自発的に開眼
3	言葉により開眼
2	痛み刺激により開眼
1	開眼しない

V（verbal response）言語反応	
5	正確な応答
4	混乱した会話、見当識障害あり
3	不適当な言語、会話が成立しない
2	理解不能な声
1	発語しない

M（motor response）運動反応	
6	命令に従う
5	痛み刺激を払いのける
4	痛み刺激で四肢を引っ込める
3	痛み刺激で四肢異常屈曲
2	痛み刺激で四肢伸展
1	まったく動かない

● 3つの要素の合計点数が低いほど重症。最高点は15（E4V5M6）、最低点は（E1V1M1）

JCS → 刺激により覚醒するかどうか ─┐
GCS → 開眼状態、言語反応、運動反応の状況による程度 ─┘ それぞれ数値化

用語 p.161〜173の用語解説を参照

●症状が起こるしくみ

意識清明と意識障害

　前述のように、意識とは自分の周囲や、自分自身のことが、正確に認識できる状態です。自分が誰で、何歳で、住所はどこで、誰と住んでいて、今どこにいて、今日は何年何月何日か、などを正確に言うことができれば意識は清明といえます。もともと言葉が話せない人を除き、これがはっきりと言えなければ「意識障害あり」と考えていいでしょう。

　意識障害が起こるメカニズムは、脳機能障害の原因が何かによって異なります。例えば、頭部外傷時の意識障害は脳細胞の破壊や脳浮腫によるものです。また、心臓の1分間の心拍数が30回以下になったら、いくら脳細胞が正常でも酸素やエネルギー源となるブドウ糖が送られてこないので脳細胞ははたらけません。脳と心臓が丈夫でも、肺から酸素が取り入れられない状態があれば、意識は遠のきます。

　肝臓や腎臓の疾患が重症になると、本来、脳細胞にとって有害な化学物質が血液中にたまるので、肝性昏睡や尿毒症性昏睡になります。血糖値が高すぎれば脳細胞の脱水状態により、低血糖では脳細胞のエネルギー供給不足により、それぞれ意識障害になります。有害な化学物質が体内に入ると、脳細胞にダメージを与えるのは当然です。

　それらの機序を列挙すると下記のようになります。
❶脳細胞そのものの破壊
❷脳への血流障害
❸血流は確保されていても低酸素状態や、エネルギー源としてのブドウ糖の低下
❹脳内血管壁の透過性亢進による脳浮腫
❺脳腫瘍などによる脳幹部の圧迫
❻脳の神経細胞の過剰放電
❼脳細胞や髄膜への病原体の侵襲
❽脳代謝異常をきたす物質の産生
❾脳細胞の機能を低下させる外因性物質の侵入

意識障害をきたす原因疾患

　意識障害の原因は、❶脳そのものに原因がある一次的脳機能障害と、❷脳以外の原因による二次的脳機能障害の2つに分けることができます（**表3**）。

　救急センターに搬送された意識障害患者の約半数は脳血管障害で、上記の❶の脳に原因がある一次的脳機能障害です。上記の❷には、心臓や肺や肝臓や腎臓の疾患をはじめ、電解質失調や酸塩基平衡障害や血糖値の異常など、多彩な原因による意識障害が含まれます。

●観察とケアのポイント

意識障害の患者さんを前にしたら…
❶生命維持のための緊急処置を優先する
❷患者さんから情報を得ることは不可能なので、周囲の状況や身体所見から病態を推察する
❸病態把握と治療行為を同時に実施する
❹病態が把握できたら、それに対する治療を実施する

初診時に把握しなければならないこと

① 意識障害の程度の把握

　まず、意識障害の程度の把握です。普段からユニフォームの胸ポケットに、JCSとGCSを記載したカードを入れておくことをお勧めします。

② 外傷の有無

　外傷、特に頭部外傷の有無を確認することは、その後の治療方針を判断するうえで重要です。

③ 全身状態の把握

　意識障害が確認されたら、瞬時にバイタルサイン（バイタルサイン：生命徴候。血圧、脈拍、呼吸、体温）を確認します（**表4**）。

表3 ●意識障害をきたす主な病態

1. 脳に原因があって意識障害をきたす場合（中枢神経系 用語 の障害）		2. 脳以外に原因があって二次的に意識障害をきたす場合	
脳血管障害	●脳梗塞　●一過性脳虚血発作 ●脳出血　●高血圧性脳症 ●くも膜下出血	代謝障害	●尿毒症　　　　　　●高血糖高浸透圧症候群 ●肝性昏睡　　　　　●低血糖 ●ケトアシドーシス昏睡　●水・電解質異常など
頭部外傷	●脳挫傷 ●硬膜外血腫 ●硬膜下血腫	急性中毒	●睡眠薬・覚醒剤などの　●アルコール中毒 　薬物中毒　　　　　　●農薬中毒など ●一酸化炭素中毒
脳腫瘍		重症感染症	●肺炎 ●敗血症
てんかん		呼吸不全	●CO_2ナルコーシス　●肺水腫 ●喘息　　　　　　　●低酸素血症 ●異物（窒息）
感染症	●髄膜炎 ●脳炎 ●脳膿瘍	循環不全	●ショック ●心不全 ●アダムス-ストークス症候群
脳症	●ライ症候群 ●ミトコンドリア脳筋症　など	その他	●熱中症 ●低体温症

④ 神経学的所見の把握

神経学的所見で把握すべきことは、①脳幹障害、②頭蓋内圧亢進徴候、③運動・感覚障害、④髄膜刺激徴候、⑤けいれんなど、の有無の確認です。しかし、実際に意識障害の患者さんを前にした場合、表4のバイタルサインを確認した後に実行すべきことを図1に列挙します。

⑤ その他のベッドサイドで確認すべきこと

皮膚所見では、皮下気腫、出血斑や紫斑、黄疸（眼球結膜も同時に確認）、チアノーゼ、貧血（眼瞼結膜も同時に確認）、爪（毛細血管充満時間も確認）、脛骨前面の浮腫なども、見逃しに注意です。

心停止状態であれば

❶ただちに心肺蘇生を開始すると同時に大声で人員を集める
❷AEDを装着、除細動が必要ならば即刻実施する
❸心電図モニターがあれば装着する
❹アンビューバッグを用いて呼吸を確保し、気管挿管の準備
❺自発呼吸があれば、指先に経皮的酸素分圧測定装置を装着する。同時に静脈を確保する

表4 ● バイタルサインに異常をきたす主な病態

1 血圧	● **高血圧**➡高血圧性脳症、高血圧性脳出血、尿毒症、頭蓋内圧亢進、椎骨脳底動脈血栓症など ● **低血圧**➡出血性ショック、心原性ショック、急性アルコール中毒、低血糖性昏睡など
2 脈拍	● **40/分以下の徐脈**➡アダムス-ストークス症候群など ● 頭蓋内圧亢進の際も比較的徐脈（50〜60/分）になる ● **160/分以上の頻脈**：上室性頻拍や心室頻拍による脳循環不全の可能性がある ● **意識障害で脈拍にまったく規則性がない**➡心房細動による脳梗塞を考える
3 呼吸	**呼吸状態** ● **浅くて速い呼吸**➡発熱など ● **深くて遅い呼吸**➡薬剤中毒など ● 浅い呼吸から、数が多く深い呼吸になり、再び浅くなって無呼吸状態になる呼吸を繰り返す（**チェーン・ストークス呼吸**用語）➡大脳半球や間脳の障害 ● **まったく規則性のない呼吸**➡延髄の障害でみられる重篤な状態 ● **クスマウル大呼吸（深く大きな呼吸）**➡重症の糖尿病ケトアシドーシス昏睡 **呼吸臭** ● **アルコール臭**➡急性アルコール中毒 ● **アンモニア臭や腐敗臭**➡肝性昏睡を考える ● **アセトン臭**➡重症のケトアシドーシス昏睡の所見として有名 ● **杏仁臭**➡シアン中毒
4 体温	● **発熱**➡感染症（肺炎、脳炎、髄膜炎）や熱中症を疑う。ただし、これらの病態でも高齢者では発熱をきたさないことがあり注意する。また、脳出血などの脳血管障害でも発作後、時間とともに発熱をきたすことがある ● **低体温**➡アルコール中毒や低温環境に長時間放置された場合、あるいは末梢循環不全など

図1 ●意識障害がある患者で把握すべき神経学的所見

❶ 姿勢

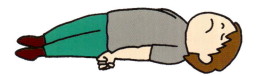

上下肢ともに回内し、伸展している
（除脳肢位）
➡ 脳から橋上部の障害を疑う

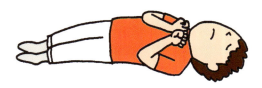

上肢は屈曲し下肢は進展している
（除皮質肢位）
➡ 大脳や間脳の障害を疑う

❷ 筋肉の緊張

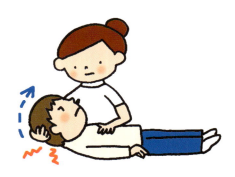

項部強直がある

➡ くも膜下出血や髄膜炎を疑う

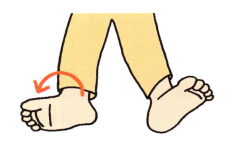

仰臥位で片方の下肢がだらりと外旋位をとっている

➡ その側の運動麻痺を疑う。上肢ないし下肢を持ち上げてから急に離すことを両側で比較すると、健側はゆっくり落ちるが麻痺側はバタリと落ちる

誤嚥の可能性がある場合

いわゆる「回復体位」とする

A：側臥位として首を後ろに反らせて気道を確保する
B：上肢では、下になった側の肘は伸ばし、上になった側の肘は曲げる
C：下肢では、上になった側の膝は曲げる

❸ 自発運動の有無

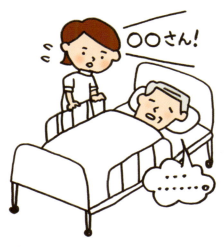

自発運動がない
→痛み刺激を与え、それを払いのけようとする動きの有無をみる。払いのけ動作がなければ、その側の運動麻痺を疑う

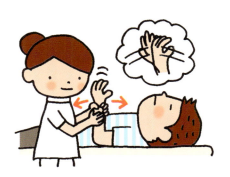

仰臥位で他動的に肘を曲げベッドから手を浮かせたときに、手がピクピクと動く
→肝性昏睡の症状（羽ばたき振戦）の可能性がある

❹ 目

瞳孔 用語 の大きさ
正常　2〜5mm

● 縮瞳（2mm以下）
→橋の出血・梗塞、有機リン　中毒、モルヒネ中毒など

● 散瞳（5mm以上）
→睡眠薬中毒、低血糖性昏睡　など

● 左右の瞳孔の大きさが異なる
→上部脳幹の腫瘍、血管障害、脳浮腫などによる重篤な状態が推察される

ただし、瞳孔の左右差があっても、眼科手術の既往が意識障害のために確認できません。

目の向き（眼位）
正常　正面を向いている。頭を持って左右に動かすと眼位は正面を向こうとする

● 左右どちらかを向いている（共同偏視）
→脳血管障害などが疑われるが、その方向は病変の部位により異なる

● 頭を持って左右に動かすと眼が頭と同じ方向に動く
→「人形の眼現象」といい脳幹の障害を疑う。眼位は正面を向こうとする

● 眼位が左右にピクピク揺れる自発運動が認められる
→眼振といい、中枢性疾患や耳鼻科的疾患についての精査が必要である

病態把握のための検査から治療へ

意識障害のある患者さんで大切なことは、①情報収集、②身体所見、③検査、④治療を同時進行させなければならない緊急事態があることです。

緊急検査としては、一般的には**表5**の項目が行われます。病態の絞り込みをするためには、まず、幅広く検査し、得られた情報をもとにさらに的を絞った検査が必要です。

治療で大切なことは、まず緊急を要する支持的治療を行い、正しい病態が把握でき次第、それに的を絞った治療が行われます。

ケアの最大のポイントは「説明」

意識障害の患者さんの家族や関係者は、それがきわめて重篤な病態であると感じているはずです。外見は冷静に見えても心のうちは不安でいっぱいです。そこで大切なのは、①家族や関係者と医療人との間の信頼関係の構築と、②病態をどう正確に、わかりやすい言葉で伝えるか、です。

医師が画像や図表などを用いて丁寧に説明しても、特にそれが「見通しの暗い情報（バッドニュース）」だと、人は耳には聞こえていても頭に入っていないことが多いのです。医師の説明には必ず看護師が同席し、機会あるごとに補足説明や理解度の確認が必要です。

表5 ● 意識障害のある患者さんへの緊急検査

1 血糖値	低血糖、高血糖	食事が摂取できていれば食事時間を確認する。不明ならば「随時血糖」という。
2 血液学検査	赤血球数、ヘモグロビン、ヘマトクリット、白血球数、血小板数など	
3 血清電解質	ナトリウム、カリウム、クロール、カルシウムなど	
4 動脈血ガス分析	pH、酸素分圧、二酸化炭素分圧、重炭酸イオン濃度など	血液や尿などの検査を「検体検査」という。検体は後日さらに検査が必要となる場合があるため、検査室のスタッフと相談のうえ、適切な方法で保存しておく。
5 血液生化学検査	AST、ALT、ALP、LD、CK、BUN、クレアチニンなど	
6 尿検査	タンパク、糖、潜血、ケトン体など	
7 心電図	完全房室ブロック（用語）など	
8 画像検査	X線撮影、超音波検査、CT、MRI、MRA、血管撮影など	疑われる病変部位により異なる。
9 その他	眼底検査、髄液検査、脳波検査など	

ショック
しょくく……

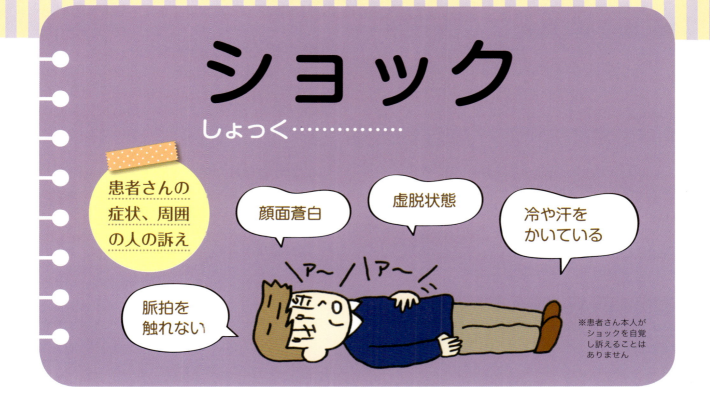

●症状の定義と特徴

あなたの前に、人がぐったりと横たわっていて、立ち上がる気力はなさそうです。顔色は青白く、手足も青ざめています。「どうしましたか？」と呼びかけてみても面倒くさそうに「ウー」とか「アァ」という程度で、一見、眠そうでもあります。

よくみると、暑くもないのに頬や胸の前あたりにはじっとりと汗をかいています。そこで、橈骨動脈で脈拍を触れてみると、どうにか触れる程度のきわめて弱い脈拍です。呼吸は浅く、呼吸回数も多く、あえいでいます。

このような状態に遭遇したら「これはショック状態である！」と判断して、すぐに応援要請をしなければなりません。

ショックとは"急激な全身性の血液循環障害により重要臓器の機能障害をきたしている状態"です。ジワジワとゆっくりではなく"急激"であり、局所的ではなく"全身性"の"血液循環障害"であることがポイントです。ここに血圧計があれば、たぶん、聴診法では測定できず、触診法で80mmHg程度でしょう。

"血液循環障害"ですから、臓器は血液が十分に供給されないので低酸素状態に陥ってしまい、その結果、細胞での代謝が滞って"機能障害"をきたすことになります。早期に適切な治療が行われないと、細胞には不可逆的（元に戻らない）変化が生じて機能障害は回復不可能になります。これが全身の重要臓器に起こるのですから、その結果は死を意味します。

つまり、医療の現場で「ショック状態です！」というのは、大至急、適切な処置が必要で、生命にかかわる大事件だということです。

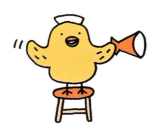

●症状が起こるしくみ

ショックと血液循環の関係

ショックは、急激な全身性の血液循環障害です。血液循環障害を理解するには、臓器に血液が流れ込むこと（血液灌流）をコントロールしているのは何かを知っておかなくてはなりません。

ある臓器の隅々まで血液を送り込むには、動脈の内圧が十分でなければなりません。この動脈の内圧が"血圧"です。

では、血圧を規定するのは何でしょうか。血圧は2つの因子によって規定されます。1つは、心臓が送り出す血液の量（これを"心拍出量"といいます）で、もう1つは、動脈の細いところを血液が流れるときの抵抗（これを"末梢血管抵抗"といいます）です。

末梢血管抵抗が一定の場合、心拍出量が増えれば動脈内圧（＝血圧）は上がり、心拍出量が減れば血圧は下がります。また、心拍出量が一定の場合、末梢血管抵抗が増加すれば血圧は上がり、末梢血管抵抗が減れば血圧は下がります（表1）。

昇圧薬で末梢の細小動脈をキュッと締めれば血液が流れるときの抵抗が増し血圧は上がり、血管拡張作用のある降圧薬で末梢の細小動脈を広げれば抵抗が減って血圧は下がります。

表1 ●心拍出量と末梢血管抵抗と血圧との関係

1 末梢血管抵抗が一定	拍出量 ↑	……	血圧	↑
	拍出量 ↓	……	血圧	↓
2 心拍出量が一定	末梢血管抵抗 ↑	……	血圧	↑
	末梢血管抵抗 ↓	……	血圧	↓

ショックの分類

ショックを分類すると、以下のようになります。それぞれのショックのときに、なぜ血液循環障害をきたすのかを考えてみてください（図1、表2）。

① 低容量性ショック
（循環血液量減少性ショック）

文字どおり血管内にある血液の量が、何かの原因で少なくなってしまった状態です。

血液は心臓から出て、再び心臓に戻るまで血管内から外に出ることはありません。つまり閉鎖循環系ですから、血管の破綻による出血で血液量が減ったり、脱水状態で血液の水分が少なくなったりすれば、心拍出量も減りますから、臓器への血液灌流が悪くなるのは当然です。

② 心原性ショック

心臓に原因があるショックです。

心筋梗塞や心筋炎では心筋そのものが障害されるので、心拍出量を保つことはできません。また、心臓そのものには異常がなくても、心タンポナーデ[用語]で心臓が拡張できないとか、肺動脈血栓塞栓症で血液がせき止められれば、心拍出量は保てません。

③ 細菌性（感染性）ショック

敗血症[用語]により細菌そのものや細菌により産生された毒素による末梢動脈や静脈の拡張が原因です。

④ アナフィラキシーショック[用語]

薬物や虫刺されなどによる末梢血管抵抗[用語]の減少と血管壁透過性[用語]の亢進による血管内成分の漏出が原因です。

[用語] p.161〜173の用語解説を参照

細菌性ショックでは細菌が作り出した毒素が、アナフィラキシーショックでは薬剤、食物、ハチ毒などが、末梢血管を拡張させます。その結果として血圧低下をきたすのです。

アナフィラキシーショックの場合は血管壁透過性が亢進して、本来、血管内にとどまるべきはずの物質の血管外への漏出を伴います。

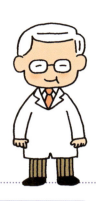

その他のショックの原因には、「神経原性」「内分泌性」「薬物性」「外傷性」があります。

図1●血圧を規定する因子とショックの関係

正常

血圧は、心拍出量と末梢血管抵抗によって規定される。心拍出量とは、心臓が送り出す血液の量、末梢血管抵抗とは、動脈の細いところを血液が流れるときの抵抗のことである。

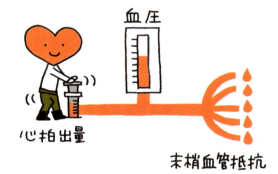

低容量性ショック

心拍出量が正常であるが、出血などにより血管内の血液が減少する。すると、血圧が下がり、循環障害が起こる。

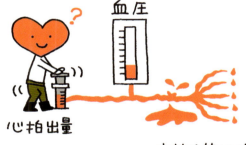

心原性ショック

心臓のポンプ機能が低下し、心拍出量が減少する。すると、血圧が下がり、循環障害が起こる。

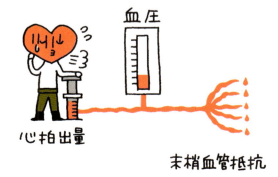

細菌性ショック、アナフィラキシーショック

心拍出量は正常であるが、細菌の毒素や薬剤、食物などにより、末梢血管が拡張する。すると、血圧が下がり、末梢血管への血流が増え、主要臓器への血流が減少する。

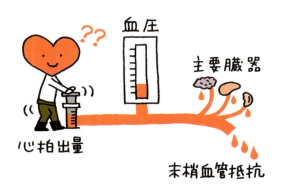

表2 ● 血液循環障害からみたショックの分類　Hollenberg SMらによる分類を改変

Ⅰ	血液分布異常性ショック
A.	感染性（細菌性）ショック
B.	アナフィラキシーショック
C.	神経原性ショック

Ⅱ	循環血液量減少性ショック
A.	出血性ショック
B.	体液喪失

Ⅲ	心原性ショック
A.	心筋性　心筋梗塞・拡張型心筋症
B.	機械性　僧帽弁閉鎖不全症・心室瘤・心室中隔欠損症・大動脈弁狭窄症
C.	不整脈

Ⅳ	心外閉塞・拘束性ショック
A.	心タンポナーデ
B.	収縮性心膜炎
C.	重症肺塞栓症
D.	緊張性気胸

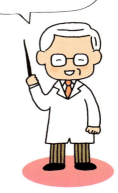

> 生理学的な血液循環障害という視点からショックを分類すると、表2のようになります。

●観察とケアのポイント

時間との勝負

ショックの症状は、英語の頭文字を並べて"ショックの5P"といいます（図2）。そのほかにもショックの基準と称されるものには諸説ありますが、ここでは一例を表3に掲げておきます。

対応のポイントは「急げ！」です。

血液循環障害をきたしている状態が長く続けば続くほど、不可逆性変化が強くなりますから、大至急、医師に報告してその後の処置のための行動を起こさなくてはなりません。

図2 ● ショックの5P

Pallor　蒼白

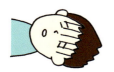

顔色や手足の色が青白くなる。

Pulselessness　脈拍を触れない

四肢の動脈の拍動が触れないか、触れてもきわめて弱い。

Prostration　虚脱

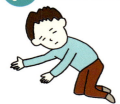

へなへなと力が入らず、意識はもうろうとしている。もちろん立っていることはできない。

Perspiration　発汗

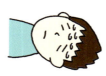

この場合は暑くて発汗しているのではなく、じっとりと冷や汗をかいている。

Pulmonary deficiency　呼吸不全

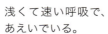
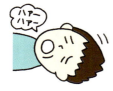

浅くて速い呼吸で、あえいでいる。

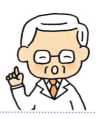

> 英語が得意な人は、5Pで覚えると便利です。

表3 ● ショックの基準

- 収縮期血圧 用語 が90mmHg以下、あるいは普段の収縮期血圧より30mmHg以上の低下
- 1時間あたりの尿量（時間尿量）が20mL以下
- 意識の混濁
- 皮膚が冷たく湿潤（細菌性ショックやアナフィラキシーショックを除く）

小川龍：ショックの重症度判定法．救急医学 1990
；14：1332-1333．より改変して転載

バイタルサインを早急に

バイタルサインのバイタル（vital）とは、「生命の」「生存の」という意味で、バイタルサインのことを生存徴候と訳す場合もあります。心臓が血液を送り出しているか、呼吸をちゃんとしているかが、生存のための最低条件です。

そこで、「バイタルサインを確認して、大至急報告しなさい」と言われたら、まず、脈拍の強さや回数、規則性と、呼吸の回数、深さや規則性に注目します（図3、図4）。それに意識状態、皮膚の色や冷や汗の有無、触診したときの皮膚温なども確認します。血圧や体温の測定には道具が必要ですが、すぐに測定できればそれも報告につけ加えます。

細菌性ショックやアナフィラキシーショックでは、末梢血管が拡張しているので皮膚は温かで、warm shock といいます。アナフィラキシーショックでは皮疹を認めることもあります。

"ショックの5P"（図2）は、バイタルサインと重複するものがいくつかあります。

ところで血圧計が手近にない場合、脈拍の触診から血圧を推測することができるかどうかを考えてみましょう。これには経験が必要ですが、大ざっぱにいえば、橈骨動脈で脈拍を触れることができれば収縮期血圧はおおむね80mmHg以上、橈骨動脈の脈拍は微弱でも上腕動脈で脈拍を触れることができれば60mmHg程度、上腕動脈の脈拍は微弱でも大腿動脈で脈拍を触れることができれば40mmHg程度と推察します。

また、健康な人の場合、1分間の脈拍数／収縮期血圧は0.5くらいがめやすです。脈拍数が60/分で収縮期血圧が120mmHgだとぴったりです。ところが、外傷で大量出血があると脈拍数は増えて収縮期血圧は下がります。

このことから出血量を推測しようという考えがあります。すなわち、脈拍数／収縮期血圧が1ならば約1Lの出血、脈拍数／収縮期血圧が2ならば約2Lの出血があったのではないかと推察するのです。しかし、これもかなり大ざっぱなめやすです。

監視を続けるべき項目

ショック状態の場合、安全な状態になるまで、血圧、心電図、意識状態、皮膚の状態の継続的観察に加えて、膀胱内留置カテーテルを挿入して1時間ごとの尿量をチェックします。時間尿量が2mL以下ならば腎臓の血液循環が十分ではないことを意味しています。

動脈血ガス分析 用語 も適宜行って、アシドーシス 用語（酸血症）になっていないことを確認する必要もあるでしょう。血液循環が十分でなければ、血液中に乳酸がたまって動脈血が酸性に傾くのです。

周囲からの情報収集と説明

本人の意識がはっきりしているとは限らないので、家族やまわりにいた関係者から情報収集をします。

そこでは、急性発症か、胸痛や呼吸困難や腹痛を訴えてはいなかったか、吐血や下血はなかったか、発熱はなかったか、薬物服用や化学薬品に接触したことはないか、発見時の様子から推察して外傷の可能性はどうかなどについて情報収集をしておきましょう。

医師が行う病状の説明は、かなり厳しい内容になるかもしれませんから、必ず同席し、説明内容、説明者、説明を受けた人の姓名、同席者、説明した時刻などを記録する必要があります。

図3 ● 脈拍のとり方

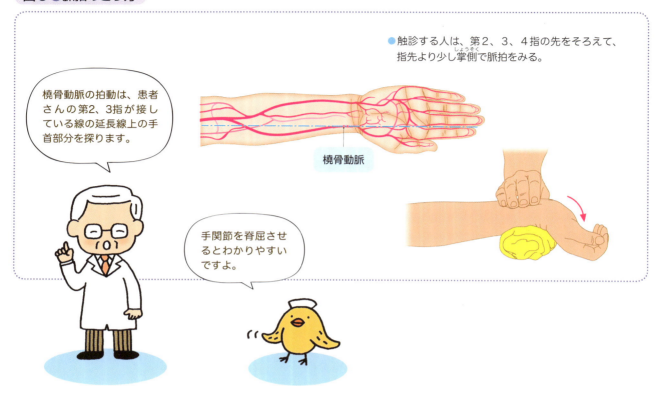

図4 ● 呼吸のみかた

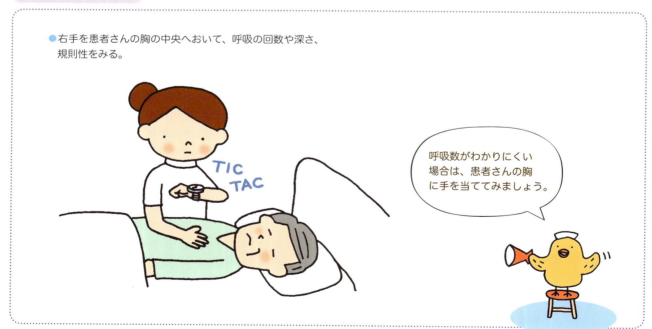

けいれん

けいれん……………

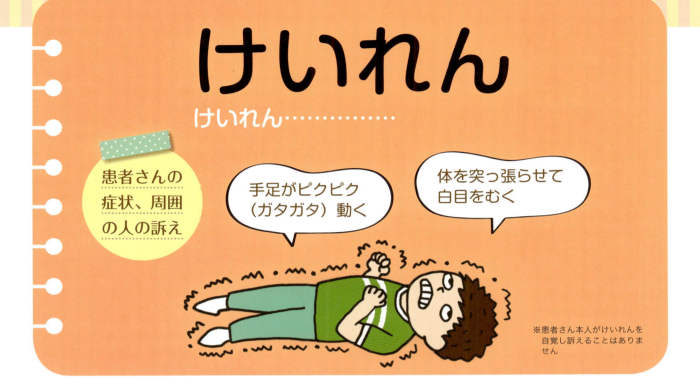

患者さんの症状、周囲の人の訴え

手足がピクピク（ガタガタ）動く

体を突っ張らせて白目をむく

※患者さん本人がけいれんを自覚し訴えることはありません

●症状の定義と特徴

けいれんという言葉はどのような場面で使われるでしょう。

寝不足で瞼がピクピクと引きつるのもけいれんという言葉で表現されますし、ジョギングしていてふくらはぎがキューっとなったときに、「足がつった」とか「ふくらはぎがけいれんした」などといいます。これらは、限局性のけいれんです。

幼児の場合、熱を出したときに「ひきつけ」を起こすことがあります。これは熱性けいれんです。ただし、多くの熱性けいれんの場合、キーッと歯を食いしばって白目を剥くので、家族はびっくりして病院に急ぎます。しかし、病院に着くころにはけいれんがおさまってしまうので、医療人が実際の熱性けいれんを目の当たりにする機会はむしろ少ないかもしれません。このひきつけは、全身性のけいれんです。

けいれんとは、全身あるいは一部の筋肉群で、急激に生じる、不随意（本人の意思どおりにはならない）の収縮のことです。限局性であれ、全身性であれ、自分の意思では止めることができません。

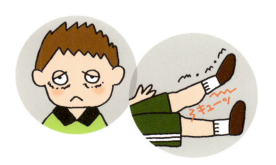

●症状が起こるしくみ

けいれんが起きるのは
❶ 末梢神経細胞の異常
❷ 筋細胞の異常
❸ 中枢神経細胞の異常
のどれかです。

末梢神経細胞の異常や筋細胞の異常はその部分だけの不随意運動 用語 をきたします。

中枢神経細胞の異常は、多くの場合、全身性けいれんをきたします。大脳皮質の運動野という部分の神経細胞の異常は、全身性けいれんのことが多いので重要です。

運動野は、さらに図1の下の図で示したように、一次運動野とその前にある運動前野のふたつに分けられます。運動野には、骨格筋を支配する神経細胞が集まっているので動物実験でこの領域に弱い電流を流すと全身の骨格筋が強く収縮し、けいれんを誘発させることができます。つまり、全身性けいれんは、運動野の神経細胞の電気的異常がけいれんという症状としてあらわれるのです。

しかし、まだまだよくわかっていないことがあります。例えば、血糖値を下げる薬を服用したが、急用ができて食事をとることができなかったとしましょう。飲んだ薬の効果で、血糖はぐんぐん下がります。しかし、薬を服用してしまってから急用ができて食べる予定だったゴハンが体内に入ってこないとなると低血糖に陥ってしまいます。脳神経細胞にとってブドウ糖は最善のエネルギー源です。それが需要分だけ入手できないとなると、低血糖症状としての冷や汗や手のふるえをきたし、ついには意識がなくなり、全身性けいれんをきたします。では、このとき、運動野の神経細胞はどうなっているのか、他の部分の神経細胞だって同じように低血糖にさらされているはずなのに、他の部分の神経細胞の症状が出ないのはなぜか、といったことの詳細はまだ十分に解明されてはいません。

けいれんの原因となる主な疾患

瞼のピクピクやふくらはぎのギューといったけいれんは軽症のため扱わず、全身性けいれんの原因を整理してみましょう。

① 特発性てんかん

全身性けいれんをきたす疾患の代表は特発性てんかんです。てんかんといえば特発性てんかんのことを示します。特発性とは原因が明らかでないという意味ですから、特発性てんかんは原因不明性てんかんという意味です。大脳の神経細胞の過剰放電により症状が出るのですから、脳波を記録して特徴的な波形を確認すれば、てんかんだと診断ができます。ＣＴやＭＲＩ、血液生化学検査では異常が認められません。

② てんかん以外の疾患：急性症候性発作

数多くの疾患でけいれんをきたしますが、主なものを表1に示しました。

用語 p.161〜173の用語解説を参照

図1 ● 真横からみた大脳半球と運動野

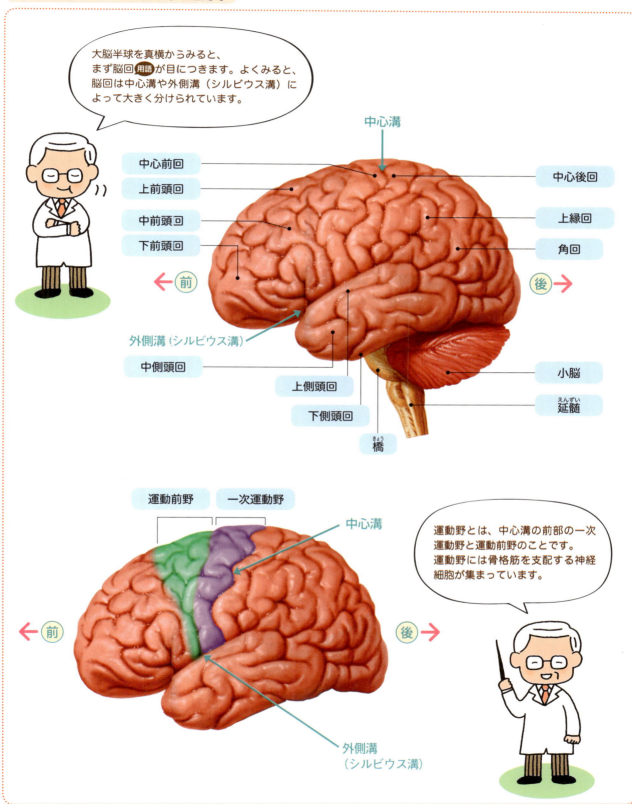

表1 ● てんかん以外でけいれん発作をきたす主な疾患（成人）

1 脳血管障害	● 脳梗塞 ● 脳出血 ● くも膜下出血 ● 脳血管奇形		7 熱性けいれん	
			8 心因性	● ヒステリー
2 脳腫瘍	● 神経膠腫 ● 髄膜腫 ● 転移性脳腫瘍		9 その他	● 電解質異常 ● 低血糖 ● 高浸透圧性脳症 用語 ● 高血圧性脳症 用語 ● 無酸素脳症 ● 透析脳症 用語 ● 尿毒症 ● アダムス-ストークス症候群 用語 ● 甲状腺機能低下症 ● アルコール離脱症候群 ● 薬物中毒 ● 過換気症候群 ● 先天性代謝異常症など
3 頭部外傷				
4 感染症	● 髄膜炎 ● 脳炎 ● 脳腫瘍			
5 膠原病・血管	● 全身性エリテマトーデス ● 多発動脈炎 ● サルコイドーシス 用語			
6 変性疾患	● アルツハイマー型認知症			

● 観察とケアのポイント

落ち着いて観察をする

"けいれんを起こしている患者さんが目の前にいる"という状況はめったに遭遇することはないでしょう。しかし医療人ならばそんなときの対処法は知っておかなければなりません。

患者さんが突然ウーッとうなって倒れ、体を突っ張らせて白目を剥くという、けいれん発作をはじめて見た人は、びっくりするでしょう。

そこであわてず、落ち着いて確かめるべき項目を以下に掲げておきます。

① 意識状態はどうか

とりあえず名前がわかっていれば、「〇〇さん！」と大声で呼びかけます。

名前がわからなければ、「どうしましたか！ わかりますか！」などのように、声をかけて、意識の有無を確認しましょう。

② 呼吸はどうか

けいれん発作中は、呼吸は抑制されているでしょう。

呼吸が停止している時間というのは、長いように感じても実際に時間を計測してみると、せいぜい数十秒程度のことが多いと思います。

顔面や手足の爪先にチアノーゼ 用語 がないかも観察します。

③ 脈拍あるいは心拍はどうか

脈拍数が極端に少なくなると、心拍出量が低下し、脳への血流が不十分になるので、意識消失をきたします。

そして、脳血流の不足が一定時間以上続くとけいれんをきたします。これがアダムス-ストークス症候群です。

そのため、意識障害やけいれんを起こしている患者さんに遭遇したら、呼吸とともに脈拍を確認することは必須事項です。医療人は秒針のついた時計をもっていなければならないといわれる理由がおわかりになるでしょう。

④ その他の観察ポイント

けいれんの経過は大切です。どこからけいれんが起こり始めたか、何分くらい続いているかを冷静に観察します。

また、眼球の位置、瞳孔(どうこう)の大きさや対光反射 用語 もみてください。意識障害があれば尿を失禁しているかもしれません。

図2 ● けいれん時の処置

❶ 衣服をゆるめて、胸郭運動が楽に行えるようにする。呼吸運動の観察もしやすくなる。

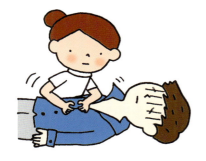

❷ 頸部を反らせて後屈気味にし、気道を確保する。

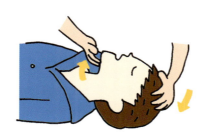

❸ 嘔吐の際、吐物が気道に入らないよう、側臥位にする。吐物が口の中にあれば、かき出すか吸引する。

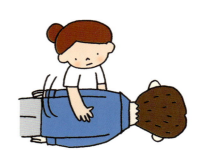

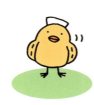

> はじめてけいれん発作をみた人はびっくりするでしょうが、落ち着いて確認します。

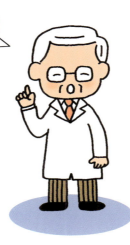

観察と同時に早急な処置が必要

観察と同時に平行して処置も実行します（図2）。

まず、衣服をゆるめて胸郭運動が楽に行えるようにします。これにより呼吸運動の観察も容易になります。

そして、頸部を反らせて後屈気味にすることで気道が開くでしょう。嘔吐に備えて吐物が気道に入らないように側臥位にします。吐物が口の中にあればかき出すか吸引します。

けいれん時には歯を食いしばるので、指を入れると噛まれてしまいますから注意が必要です。患者さんが舌を噛むのを予防するには割り箸などにハンカチやガーゼなどを固く巻いて上下の奥歯の間に挟みます（口の中を傷つけないよう注意）。

通常の特発性てんかんであれば、ほどなくけいれんは治まり睡眠に入りますが、そうでなければその後の経過は基礎疾患次第です。

けいれんが治まっていた場合

搬送されたときにすでにけいれんが治まっていた状態であれば、本人や周囲の人から状況を伺います。特に成人になってから生じたけいれんでは、何か基礎疾患があって、それによる症候性てんかんの可能性がありますから、詳細な情報収集が必要になります。それには、以下のことを念頭に置いて面接をします。

① けいれんの様子

頻度、持続時間、全身性のけいれんか、部分的なけいれんか、どこから始まったか、どのような体位だったか、目はつり上がっていたか、口から泡を吹いていたかなど。

② 前駆症状

発熱、頭痛、嘔吐、視力障害、意識障害など。

③ 既往歴

頭部外傷、脳血管障害、高血圧、心疾患、腎疾患、糖尿病など。

④ その他

薬物の使用、化学物質への曝露、アルコール、精神的ストレスなど。

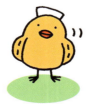

医療面接の最重要事項は患者さんと信頼関係を築くことです。それができなければ薬物使用歴などを患者さんが自ら話してくれることは期待できません。

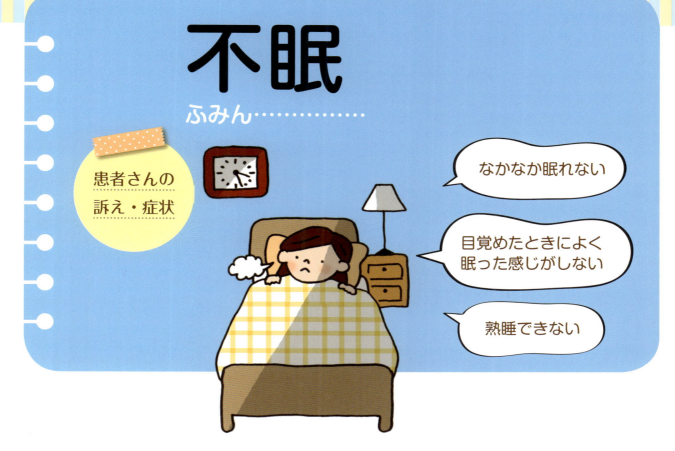

●症状の定義と特徴

昔、中国の孟浩然という詩人は「春眠不覚暁（春眠暁を覚えず）」とうたいました。春は寝心地がよく、夜明けになってもなかなか目が覚めないという意味です。平安時代には、清少納言が「枕草子」で「春はあけぼの……」と、明け方の空が白々と明けていく様子が美しいと書いています。熟睡できずに朝早く目が覚めてしまったのでしょうか。もしかすると、二人とも不眠に悩んでいたのかもしれません。

不眠とは「睡眠障害の国際分類」によると、
❶ 個人にとって必要な睡眠の量の不足
❷ 朝、目が覚めたときに睡眠充足感がない
のいずれかであると定義されています。

❶は個人差が大きく、6時間も眠れば平気という人もいますし、9時間以上眠らないとつらいという人もいます。❷は、「ああ、よく眠ったので気持ちがよい」という感じがないことで、これは何かの原因で睡眠がしばしば中断されたときにみられます。

いずれにしても、慢性的な不眠は、日常生活に支障をきたすばかりでなく、うつ状態になったり、事故のもとになりかねないので、適切な対処が必要です。

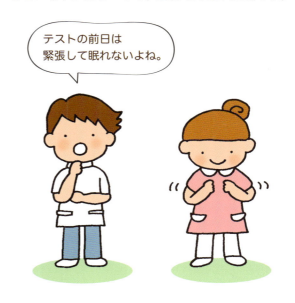

●症状が起こるしくみ

不眠を知るには、まず睡眠を知っておかなければなりません。

人は意識レベルの変化として覚醒と睡眠とを繰り返しています。睡眠と昏睡との違いは、睡眠は外界からの刺激によって容易に覚醒しますが、昏睡は刺激を与えても覚醒しません。

睡眠と脳波

睡眠にはある一定の脳波の変化がみられます。

脳波とは、脳の微細な電気的活動を頭の皮膚に電極を貼り付けて記録したものです。

覚醒時と睡眠時の脳波の特徴は、**表1**のようになります。

睡眠には2種類ある

睡眠は"レム睡眠"と"ノンレム睡眠"の2種類に分けられます（**図1**）。

レムとはREM、すなわちrapid eye movement（急速眼球運動）の頭文字です。眠っている人の瞼をそっと持ち上げてみると眼球が左右に動揺しているのが観察されるので、この状態をレム睡眠といいます（**図2**）。手足の筋肉は力が抜けてダラリとしているのですが、脳波は覚醒状態に近い波形を示します。そのため、この状態のことを逆説睡眠と呼ぶこともあります。夢をみたりオネショをするのはレム睡眠のときで、浅い眠りの状態です。

これに対し、眼球が運動していない状態の睡眠を、non-rapid eye movement（non-REM）なのでノンレム睡眠といいます。血圧は低めになり、呼吸もゆっくりになる深い眠りの状態です。

眠りにつくと、まずノンレム睡眠からはじまります。そして、次第に深い眠りになり、脳波では紡錘波から大きな振幅のδ波が記録されるようになります。その後60〜90分でレム睡眠に移行し、脳波ではα波やθ波が出ます。またしばらくするとノンレム睡眠になります。

このように外観は眠っているようでも、ノンレム睡眠→レム睡眠→ノンレム睡眠→レム睡眠というように、睡眠は一晩に3〜6回くらい浅くなったり深くなったりしているのです。時間的には、ノンレム睡眠は睡眠全体の70〜80％を占め、残りの20〜30％がレム睡眠です。

睡眠のサーカディアンリズム

サーカディアンリズムとは、概日リズムともいい、24時間の周期をもったリズムという意味で、このリズムは体内の生物時計によって支配されています。

睡眠と覚醒やホルモンの分泌は、おおむね24時間の周期で繰り返されています。ただし正確には、睡眠と覚醒のリズムは25時間周期でセットされていて、光や生活パターンにより24時間周期に補正して生活しているのです。

不眠は、これらの睡眠にかかわる調節機構が、外的ないし内的因子の影響を受けてアンバランスになったりうまく機能しなかったりすることにより生じます。

表1 ● 覚醒時と睡眠時の脳波の特徴

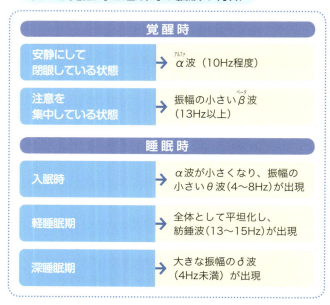

Hzとは振動数・周波数の単位で、1秒間に振動する回数を表します。10Hzとは1秒間に10回振動すること。ドイツの物理学者ハインリッヒ・ヘルツの名にちなんでいます。

図1 ●レム睡眠とノンレム睡眠

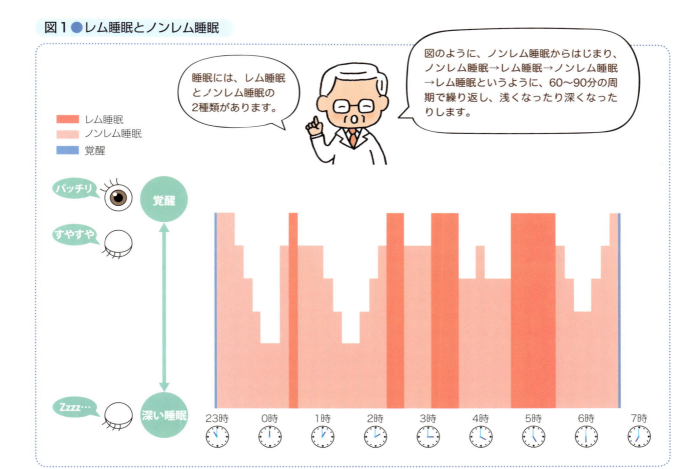

図2 ●睡眠時の特徴

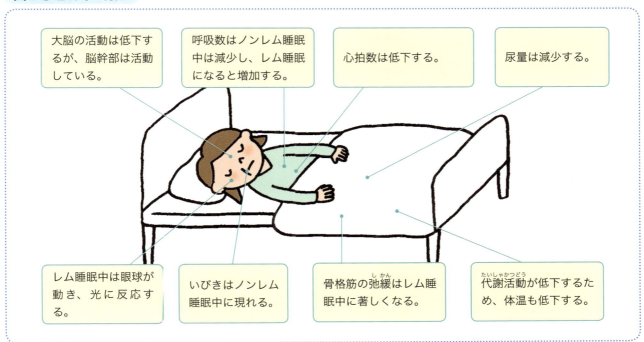

不眠の原因となる病態

不眠は、あくまでも患者さんの訴え、すなわち"愁訴"であり、不眠が即"病気"というわけではありません。

不眠の原因は、英語の頭文字で"5つのP"（図3）と覚えます。

また、これといった原因がないのに不眠が持続することもあります（原発性不眠）。自宅で就寝しようとすると目がさえて眠れないのに旅先では眠れる、昼寝をしようとしても眠れないが会議中やテレビを見ているときに居眠りをするなどが特徴です。

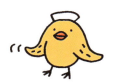

図3 ●不眠の原因の5つのP

Physical　身体的原因

痛み、かゆみ、咳、息苦しさなど、身体に原因がある不眠
例：閉塞性睡眠時無呼吸症候群 用語

Physiolosical　生理学的原因

騒音、まぶしい光、暑すぎや寒すぎなど快適ではない温度環境、寝室が変わったり枕が変わったりした場合などに起こる不眠

Pharmacological　薬理学的原因

薬物が原因の不眠、コーヒーや緑茶の飲みすぎによる不眠

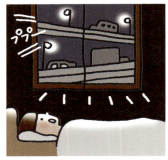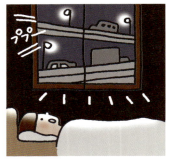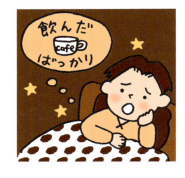

Psychological　心理的原因

入学試験の前日など、ストレスや緊張による不眠

Psychiatric　精神医学的原因

うつ病、統合失調症、不安神経症などの精神障害による不眠

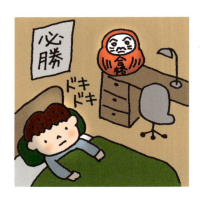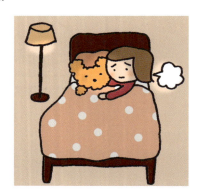

用語 p.161～173の用語解説を参照

●観察とケアのポイント

医療面接での確認事項

① 睡眠量、睡眠充足感

不眠の訴えをもつ患者さんの場合、実際に眠れていないのかどうかを確認する必要があります。脳波で確認したところ本当はよく眠れていても、睡眠障害の国際分類のところ（p.151参照）で述べたように、睡眠後の朝に睡眠充足感がないだけなのかも知れません。

しかし患者さんにとっては、眠れないとか眠りが浅いということはたいへん深刻な問題で、心理的ストレスにより不眠をきたしているのだと自分で信じ込んでいる場合もあるでしょう。

そこで、少なくとも表2についてじっくりと患者さんから話を聞き、必要な睡眠の量が不足しているのか、睡眠充足感がないのかを確かめましょう。

これらのことに加え、住宅環境、寝室の状態、勤務時間帯なども確認しましょう。

② 睡眠衛生の状態

よい眠りを得るための知識を睡眠衛生（sleep hygiene）といいます。表3の質問にYESならば"不適切な睡眠衛生の状態である"といえるでしょう。

睡眠状態の観察

以下のような睡眠状態に特に注意して観察しましょう。

① いびきや睡眠時の10秒以上続く無呼吸がある

睡眠呼吸障害が疑われます。この確認には睡眠時の脳波、眼球運動、呼吸運動、動脈血酸素飽和度【用語】などを同時に電気的に計測して継続記録する睡眠ポリグラフィが必要です。

表2 ●睡眠量、睡眠充足感の確認

- 1日の実際の睡眠時間はどのくらいか
- あなたにとって理想的な睡眠時間はどのくらいか
- ぐっすり眠れるか
- 起床時に眠りが足りないと思うことはあるか
- いびきをかくと指摘されたことがあるか
- 眠っているときに呼吸が止まっているようだと言われたことはあるか
- 昼間、眠くてがまんできなかったり、眠ってしまうことはないか
- 寝付きはよいか
- 途中で何度も目が覚めてしまうことはないか
- 朝など、予定より早く目覚めてしまうことはないか

表3 ●睡眠衛生の状態の確認

- 毎週、少なくとも2回以上は昼寝をしている
- 起床時刻や就寝時刻が不規則である
- 週に2〜3回は、ベッドのなかで長時間過ごしている
- 寝る前にアルコールやコーヒーや緑茶などを習慣的に飲んでいる
- 寝る直前に運動する習慣がある
- 寝る直前に興奮したり感情的な行動をしたり、過度の精神集中をしている
- ベッドの中で睡眠とは関係のないテレビを見たり読書や勉強をしている
- 寝心地のよくない寝具、まぶしい寝室、快適でない温度など、寝るのにはよい環境でない
- ベッドに入ってから深刻な考えごとをしたり、ややこしい計画などに思いをめぐらすことがある

② 入眠時に局所あるいは全身がピクッとひきつける

"入眠時ひきつけ"といわれ、頻回でない限り入眠困難はきたさないので、特に治療の対象にはなりません。

③ 睡眠中にふくらはぎにこむら返りが生じる

しばしば生じると痛みで覚醒してしまい、睡眠を妨げることがあります。

④ 睡眠中に起き上がったり歩き回ったりする

このような行動は睡眠時遊行症（sleep walking）といいます。小児にみられることが多く、深い睡眠から十分に覚醒していない状態だと考えられています。

⑤ 夕方から夜間にかけて下肢を動かしたくてたまらなくなる

下肢の異常感覚や不快感を伴い、そのために激しい不眠をきたします。レストレスレッグス症候群（restless legs syndrome、別名、むずむず脚症候群あるいは不穏下肢症候群）という疾患です。眠っているときの下肢の観察が診断の助けになります。

事故を未然に防ぐ

眠気がひどく、居眠り運転ですでに事故を起こしたことがあるか、あるいは今後その可能性が推測されるときは、閉塞性睡眠時無呼吸症候群であれば、経鼻的持続陽圧呼吸 用語 が治療法の第1選択となります。事故を未然に防ぐのもケアのうちです。

身体的原因を取り除く

不眠が、痛みやかゆみ、息苦しさなど、身体的原因による場合は、不眠の原因になっている基礎疾患に対するケアが必要なことはいうまでもありません。

専門医との連携

不眠は、うつ病、統合失調症、不安神経症などの精神障害により生じていることもあります。ケアに際しては心療内科や精神科の医師との連携が必須です。

適切な服薬の勧め

患者さんは自分で各種の薬物を手に入れ、推奨すべきでない服用の仕方をしている場合もあれば、ひとたび睡眠薬を服用しはじめると依存性が生じてやめられなくなることに恐怖心を抱いている場合もあります。医師の処方どおり、適切な服薬を勧めることも必要です。

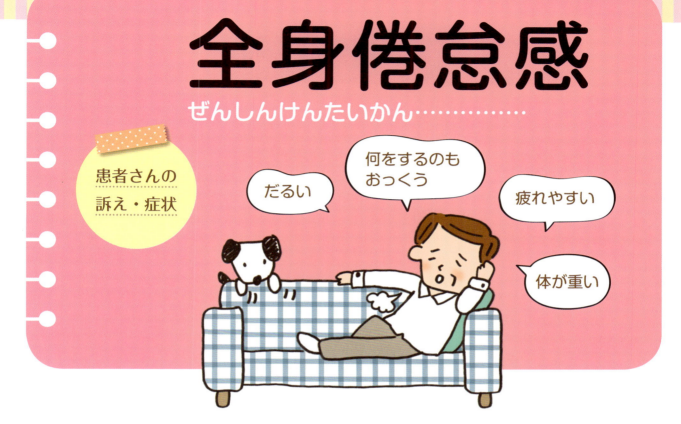

全身倦怠感
ぜんしんけんたいかん……………

患者さんの訴え・症状

だるい / 何をするのもおっくう / 疲れやすい / 体が重い

●症状の定義と特徴

　風邪をひいて熱が高いときや、ひどい下痢をしたときなどに、つらい、だるい、と感じたことはありませんか。誰でも経験したことがあるはずですが、あらためて"全身倦怠感"なんていわれてもピンとこない人もいるでしょう。

　患者さんも「1週間ばかり前から全身倦怠感があって……」などと言ってはきません。"倦怠感"とは"だるい"感じのこと。そのため、全身倦怠感という言葉で集約できる症状をもつ患者さんは、自分の体調を「体中がだるくてだるくてしょうがない」とか、「大儀（たいぎ）で、大儀で……」「何をするのもおっくうで……」「活力が湧いてこない」「横になっていたい」「疲れやすい」などと表現します。

子どもは"全身倦怠感"を訴えられない

　幼児や乳児は「ママ、だるいヨ」などとは絶対にいってくれません。

❶ゴロゴロしていて一見眠そうにみえる
❷なんとなく元気がない
❸グズったりイライラして機嫌が悪い
❹まわりの状況に関心を示さない

といった場合は、大人でいえば全身倦怠感がきわめて強い状態なのだととらえましょう。医療人は親と同じで、それを感じとるセンスが必要なのです。

"倦怠感"をどう記載するか

　さて、そうなると患者さんの訴えをどのような言葉で記載すべきかどうか、です。

　「体中がだるくて……」と訴えている患者さんの場合、わざわざ「全身倦怠感を訴えている」とか「易疲労感（いひろうかん）を訴えている」というような一般の人が使わない言葉にして記載するのが適切かどうかは一概に判断できません。むしろ、「　」（カギカッコ）をつけて、実際に患者さんが口にした言葉で記載したほうがよいことも多いのです。

●症状が起こるしくみ

全身倦怠感は非特異的症状

　例えば、胆石の発作では右季肋部に"疝痛発作"といわれる、キリで刺すような激痛をきたすことはよく知られた事実です。このように、ある1つの原因による特徴的な症状を"特異的症状 用語"といいます。

　それにひきかえ、全身倦怠感は、いろいろな原因で起こり、「全身倦怠感があるから、この疾患に違いない」などと安易に決めつけるわけにはいきません。このような場合を"非特異的症状"といい、全身倦怠感は非特異的症状の代表的なものです。

全身倦怠感と区別すべきもの

　全身倦怠感と区別しなければならないものに「力を入れようにも、手足の筋肉に力が入らない」という状態があります。これは本人には力を入れようという意思があっても筋肉が動かない"脱力"です。こうなると神経や筋肉の異常に的をしぼった詳しい検査が必要になります。

　脳梗塞などで左の手足だけが「だるい」とか「重い」というように、症状が体の一部に限定されていれば、すぐに神経学的診察 用語 や検査が必要だということがわかります。

　しかし、周期性四肢麻痺という病気の場合には、本人の意思に反して四肢、つまり両側の手足の筋肉に力が入らなくなります。これはまれな例ですが、本当の脱力なのか脱力感を訴えているだけなのかを区別することは、きわめて困難です。

全身倦怠感を訴える主な疾患

　わざわざ"主な疾患"とした理由は2つあります。

　第1の理由は、全身倦怠感は健康人にもみられるものだからです。病気でなくても、長距離ランニングをした後や、夜遅くまで残業をした翌朝、あるいは、精神的にとても緊張した後などは、全身倦怠感があって当たり前なのです。

　第2の理由は、全身倦怠感は非特異的症状だと述べたように、それを訴える疾患は非常に多く、そのすべてについて述べるには紙面が足りません。そこで表1には、その代表的なものを示しました。

　さらに厄介なことに、表1に示した病態があっても、全身倦怠感なんてどこ吹く風とばかりにケロッとしている場合がきわめて多いことも知っておいてください。とりあえず、このうちのいくつかについて解説しておきましょう。

表1 ● 全身倦怠感の訴えの原因となる主な疾患

1 精神・心理的原因によるもの	●うつ状態 ●不安状態 ●ストレス
2 感染症によるもの	●急性肝炎 ●伝染性単核球症 ●結核 ●心内膜炎 ●インフルエンザなど
3 内分泌-代謝系の異常によるもの	●甲状腺機能低下症 ●甲状腺機能亢進症 ●アジソン病 ●汎下垂体機能低下症 ●コントロール不良の糖尿病など
4 心血管系の異常によるもの	●うっ血性心不全 ●弁膜症 ●不整脈 ●高血圧
5 血液学的異常によるもの	●貧血 ●悪性腫瘍の潜在
6 神経学的異常によるもの	●認知症 ●パーキンソン症候群
7 下記の慢性疾患	●慢性呼吸不全 ●慢性肝疾患 ●慢性腎疾患
8 薬剤などによるもの	●降圧薬の一部 ●抗ヒスタミン薬 ●抗けいれん薬 ●向精神薬
9 その他	●過度の飲酒 ●重金属中毒の一部 ●慢性疲労症候群

用語 p.161～173の用語解説を参照

① うつ状態

「どうも、このごろ元気が出ないし、だるくてしようがない。肝臓でも悪いのではないか」といって、内科に診察を受けにこられた中年の男性患者さんがいます。ていねいに診察し、かつ詳しい検査をしてもどこにも異常がありません。

そこでもう一度、病歴や生活歴・社会歴など、患者さんを取り巻く状況を詳しく聞いてみると、案の定、絡んだ糸がほぐれるように、その原因が明らかになりました。

この患者さんは、会社内の人事異動があって、新しい職場になじめない、対人関係も難しい、そのため夜もよく眠れず朝早くから目が覚めてしまうというのです。心理的原因が身体症状となって現れたのです。

② 急性肝炎

急性肝炎の代表の急性ウイルス性肝炎、特にB型肝炎では、発症初期に強い全身倦怠感を訴えます。「なんとなくだるいし食欲もない。軽い風邪かなと思っていた。すると1週間くらいしてから尿が黄色くなってきた」といって、病院に駆け込んでくるケースがしばしばあります。

診察してみると、眼球結膜も黄色くなっています。これは黄疸といって、肝細胞が破壊され細胞内にあったビリルビンが血液中に流れ出してしまった状態、すなわち"高ビリルビン血症"になっていることを示しています（p.69参照）。尿が黄色いのは"ビリルビン尿"です。このような状態だと血清ＡＬＴ（alanine aminotransferase：アラニンアミノトランスフェラーゼ）用語は、おそらく基準値の10倍以上を示しているでしょう。

ポイントは、全身倦怠感が初発症状で、それに引き続いて黄疸が出現してくることです。

③ 甲状腺機能低下症

内分泌疾患の代表として、甲状腺機能低下症を挙げましょう。甲状腺機能低下症は、甲状腺機能亢進症と比較してみるとよくわかります。

甲状腺機能亢進の代表はバセドウ病です。これは、甲状腺ホルモンの過多により代謝用語が高まっている状態で、頻脈、発汗、体重減少などとともに、なんとなく落ち着きがなく、目はキラキラと輝いています。

それにひきかえ甲状腺機能低下症では、徐脈用語で、皮膚は冷たく乾いて厚ぼったく、動作は鈍く、声も低く、気分も沈みがちになります。本人もだるくてしようがないのですが、これは甲状腺ホルモンの作用不足用語によるもの。本人には何の責任もありません。

甲状腺機能低下症発見のコツは、図1のような姿勢でアキレス腱反射をみます。その戻り具合がゆっくり

図1 ● アキレス腱反射の観察

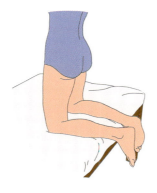

❶ 患者さんに診察ベッドの上で膝立位になってもらう。

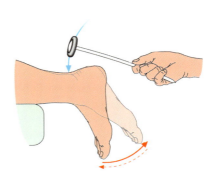

❷ アキレス腱を叩くと、一時的に足は底屈（実線の矢印方向に動く）する。その後、元の位置に戻る（点線の矢印方向に動く）が、甲状腺機能低下症では、この戻る時間が遅くなる。

ならば甲状腺機能低下症だとわかります。その際に健康な人と、戻り具合を比較すると違いがよくわかります。血液検査では、甲状腺刺激ホルモン（thyroid stimulating hormone：TSH）の高値が決め手になります。

④ うっ血性心不全

心不全ならば、息苦しいという症状のほうが多いのでは……と思うかもしれませんが、じつは、心臓病の患者さんが最も多く訴える症状の1つが全身倦怠感です。

心拍出量や末梢循環に関連する全身倦怠感は表2のようにまとめることができます。

まず第1に、心拍出量自体が不十分で、身体活動に見合う末梢組織の酸素需要_{用語}に応じることができない状態です。

第2に、心拍出量は保たれていても、発熱や甲状腺機能亢進症によって、末梢組織の酸素需要のほうが増大している状態です。

第3に末梢組織への酸素の運搬がうまくいかない場合です。貧血とは、長い間、立っていて気分が悪くなることではなく、単位容積あたりのヘモグロビン_{用語}量不足によるもの。本人には何の責任もありません。

また、一酸化炭素中毒は、ヘモグロビンが一酸化炭素と結合してしまって酸素とは結合してくれない状態です。さらに先天性心疾患で右－左シャント_{用語}があれば、静脈血が動脈側に流れ込んでしまいます。いずれも末梢組織に酸素を運ぶことができません。

●観察のポイント

では、これまでの全身倦怠感についてわかったことから、全身倦怠感を訴えている患者さんをみるときに、どのようなことに注意すればよいか、まとめてみましょう。

❶患者さんの表情や態度、話し方
❷顔色や眼瞼結膜の色（貧血はないか）、眼球結膜の色（黄色くなっていないか）
❸皮膚の状態（冷たく、乾燥しているかなど）
❹脈の状態（徐脈）
❺血圧
❻アキレス腱反射（甲状腺の機能が低下していないか）
❼意思があっても筋肉が動かない状態かどうか

表2 ●全身倦怠感の原因が心拍出量や末梢循環にある場合

心拍出量が不十分なことによるもの	1 左室不全	●虚血性心疾患　●心筋症　●心筋炎
	2 弁機能の障害	●弁膜症　●心臓腫瘍　●心内血栓
	3 肺血管系に原因があるもの	●突発性ないし二次性肺高血圧
	4 シャントを有する先天性心疾患	
	5 心膜疾患ないし心嚢水貯留	
	6 不整脈	●完全房室ブロック　●持続性の頻脈
心拍出量の需要の増加によるもの	1 代謝亢進状態	●発熱　●菌血症　●甲状腺機能亢進症
	2 動静脈瘻	
組織の酸素が不十分なことによるもの	1 貧血	
	2 一酸化炭素中毒	
	3 右-左シャントのある先天性心疾患	

用語解説

本文中に登場する、難しい用語をまとめました。解説を読むだけでも病態生理の理解が深まります。

用語	解説	主な掲載頁
あ アシドーシス、アルカローシス（acidosis、alkalosis）	健康人の動脈血の水素イオン濃度は、常にpH7.4に維持されるよう調節機構がはたらいている。二酸化炭素や酸性物質が蓄積したり、アルカリ性物質が減少して血液が酸性に傾いた状態（pHが7.4より小さくなる）をアシドーシスといい、その逆の状態（pHが7.4より大きくなる）をアルカローシスという。acidは酸、〜osisは病的状態を表す接尾語。	呼吸困難 →p.4 ショック →p.143
アダムス-ストークス症候群	心臓性失神と同義語。すなわち心拍出量の低下により脳への血液供給が低下して意識消失やけいれんをきたす状態。心拍出量の低下の原因としては完全房室ブロックや洞不全症候群などがある。アダムス-ストークスはAdamsとStokesという2人のアイルランドの医師名。	けいれん →p.148
アナフィラキシーショック	抗原抗体反応によりヒスタミンなどの化学物質が遊離し、それが末梢血管拡張や血管壁透過性亢進を起こす。原因物質には、薬剤、食物、ハチ毒、ヘビ毒などがある。	ショック →p.140
アミロイドーシス	アミロイドというタンパクができて身体各所に異常に沈着してしまう疾患。沈着は、舌、顎下腺、甲状腺、心、肺、肝、腎、消化管、神経、関節、皮膚など多彩。そのため症状もさまざまである。組織を採取し、アルカリ・コンゴ赤染色をして顕微鏡で観察するとアミロイドタンパクが橙赤色に見えることで診断が確定する。	嚥下困難 →p.36 便秘 →p.57
アラニンアミノトランスフェラーゼ（ALT）	以前はGPTといったが、現在はALTという。ALTの基準値は 5〜19IU/L。肝細胞が傷害されたときに上昇する。	全身倦怠感 →p.159
アンジオテンシン変換酵素（ACE）	血圧の低下や腎臓への血流低下があると腎臓の傍糸球体装置から血中にレニンが放出される。レニンは血中のアンジオテンシノジェンからアンジオテンシンⅠをつくり、アンジオテンシンⅠはアンジオテンシン変換酵素によりアンジオテンシンⅡになる。アンジオテンシンⅡは、①血管収縮作用による血圧上昇作用、②副腎皮質からのアルドステロン分泌作用を有する。	咳嗽（咳） →p.12
い 痛みの放散	内臓の痛みが、その部位だけでなく一定の方向に放散することがあり、そのことが診断の一助になる。例えば、胆石の疝痛発作の場合、右季肋部に激しい痛みがあるが、その痛みは右の肩甲骨の下端の方向に放散する痛みを感じる。また、尿管結石による激痛は、大腿部の内側方向に放散する。	腹痛 →p.114
イレウス	腸の通過障害の総称。腸閉塞。原因による分類としては、腫瘍や癒着による"機械的イレウス"と、腹膜炎や開腹術後などにみられる腸そのものには病変のない"機能性イレウス"とがある。症状は、腹痛、嘔吐、腹部膨満、便やガスの排出停止など。機械的イレウスでは、早期の開腹手術により原因を除去することが原則である。	腹部膨満感 →p.47
う ウロビリノゲン	肝臓で作られた胆汁中のビリルビンは腸に排泄される。そこで、腸内細菌叢によってウロビリノゲン→ステルコビリノゲン→ステルコビリンとなる。ウロビリノゲンの一部は腸から吸収されて肝臓で再びビリルビンになる。ビリルビンが腸と肝臓とを循環するので、これをビリルビンの腸肝循環という。便が黄色いのはステルコビリンのためである。	便秘 →p.55
え 炎症性腸疾患	クローン（Crohn）病と潰瘍性大腸炎が炎症性腸疾患の代表。両者とも原因は不明で、増悪と寛解を繰り返す。クローン病は口腔から肛門まで、消化管のどこにでも起こりうる炎症性疾患。特に小腸と大腸に好発。粘膜面の縦走潰瘍と敷石像が特徴的で、病変は健常部を挟んで、飛び越し病変をきたすことも有名。潰瘍性大腸炎は、大腸粘膜にびまん性および連続性の炎症性病変をきたし、X線造影検査では大腸のひだ（ハウストラ）が消失し、鉛管状を呈することが特徴的。	下血 →p.92

	用 語	解 説	主な掲載頁
お	悪寒戦慄	悪寒とは、ぞくぞくする寒気、戦慄とはカラダがガクガクふるえて止まらないこと。	発熱 →p.25
か	疥癬	ヒト疥癬虫と称されるダニによる皮膚病。雌は皮下にトンネルを掘る。激しいかゆみを伴う発疹を、指間、陰部、殿部、体幹、四肢に生じる。老人病棟などで感染が広がることもある。	瘙痒感 →p.122
	回転加速度	身体が前後左右に回転したときの加速度のこと。これによって頭が前後や左右に回ったことを認識できる。	めまい →p.116
	拡張期血圧	p.166 用語解説を参照。	頭痛 →p.102
	眼振	昔は、眼球振盪（がんきゅうしんとう）（あるいは震盪）といった。眼球の律動的な不髄意運動（ふずいいうんどう）のことで、律動性眼振と振子様眼振との2種類がある。律動性眼振は、注意深く観察すると眼球がゆっくり動く緩徐相と、サッとすばやく動く急速相とがあるのがわかる。例えば、眼球が右方向にすばやく動き、左方向に戻る動きは比較的ゆっくりだったとすれば、右方向の水平性律動性眼振がある、という。一方、一定速度の往復運動であれば、振子様眼振という。	めまい →p.117
	関連痛	内臓疾患で痛みを体表面に感じることをいい、狭心症に限ったものではない。	胸痛 →p.104
き	機械的刺激と 化学的刺激	皮膚の触覚や圧覚を感じさせる力や、筋肉や内臓の伸展を起こす力などを機械的刺激といい、化学的物質に引き起こされる刺激を化学的刺激という。	胸痛 →p.104 腹痛 →p.110
	求心路と遠心路	体の一部から脊髄や脳に情報を伝達するルートが求心路。その逆方向が遠心路。反射を例にとると、適切な刺激を末梢の受容器が感知すると、求心路を通って反射中枢に伝えられ、それが遠心路を通って効果器に伝えられ反応する。受容器－求心路－反射中枢－遠心路－効果器のルートが反射弓を構成する。	咳嗽（咳） →p.10 悪心・嘔吐 →p.29 便秘→p.56
	球麻痺	下部の橋や延髄に障害があって、舌咽神経、迷走神経、舌下神経の運動核、およびそれ以下の神経線維の障害により、嚥下障害、構音障害、咀嚼障害をきたす病態。よく似た状態に、これらの核より上の障害による仮性球麻痺がある。	嚥下困難 →p.36
	虚脱率	胸腔内で肺が破れると、しぼんでしまう。このしぼむことを"虚脱"といい、健康時の肺の容積との比較で表現する。虚脱率が小さければ肺のしぼみ具合が少ないこと、大きければ肺が小さくしぼんでしまっていることを示す。	呼吸困難 →p.7
く	空気嚥下症	呑気症とも称する。神経症的傾向のある場合にしばしばみられ、無意識に空気を飲み込んではゲップをする。腹部X線写真では、飲み込んだ空気で胃が大きくふくらんでいる。	腹部膨満感 →p.50
	クモ状血管腫	皮膚にみられる小さなクモが足を広げたような形の動脈性の毛細血管の拡張。前胸部から前頸部にかけての皮膚に好発する。肝疾患、妊娠などでみられるが、健常者でもみられることがある。	下血 →p.94
	グラスゴー・コーマ・スケール（GCS）	コーマとは昏睡の意味。イギリスのグラスゴー大学で提唱された昏睡の程度をあらわすモノサシ。	意識障害 →p.132
	グルクロン酸抱合	ビリルビンをはじめとして、体内で不要になった物質や毒物は、肝臓でグルクロン酸と結合し、胆汁中へ排出される。肝臓の解毒機能の代表が、グルクロン酸抱合である。	黄疸 →p.68

	用　語	解　説	主な掲載頁
け	経鼻的持続陽圧呼吸	閉塞性睡眠時無呼吸症候群の治療法の１つ。睡眠時に鼻マスクを装着し、常にマスク内に圧を加えておくことで気道の閉塞を防ごうとする方法。CPAP（シーパップ）という。これにより無呼吸はなくなるが、睡眠中ずっと鼻マスクを着けたままでいることが鬱陶しく、途中で外してしまうケースもしばしばみられる。	不眠 →p.156
	血管抵抗	血液は、末梢の細い動脈を経て毛細血管に至るが、このときの抵抗を末梢血管抵抗という。交感神経刺激により末梢の細い動脈が一時的にきゅっと細くなれば末梢血管抵抗が増すので血圧は高い値を示し、末梢の細い動脈が拡張するような薬剤を用いれば末梢血管抵抗が減少するので血圧が下がる。	ショック →p.140
	血管壁透過性	炎症が起こると腫れるのは、ヒスタミン、セロトニン、ロイコトリエンなどの化学伝達物質によって、血管壁透過性が亢進して血漿タンパクが血管内から外へにじみ出してしまったためである。	浮腫 →p.80 ショック →p.140
	剣状突起	胸骨を構成する一部。下方に突出した部分で、腹直筋と横隔膜の一部が付着する。胸骨は、胸骨柄・胸骨体・剣状突起の３つの部分から構成される扁平な骨。	腹部膨満感 →p.46
こ	高アルドステロン症	アルドステロンは、副腎皮質から分泌されるホルモンで、腎臓の遠位尿細管と集合管に作用して、ナトリウムと水の再吸収を促進する。腎臓の傍糸球体装置で生成されるレニン、肝臓で作られたアンジオテンシノジェンに由来するアンジオテンシンとともに、「レニン-アンジオテンシン-アルドステロン系」を構成し、体液量や血圧の調節を司る。アルドステロンの過剰状態を高アルドステロン症といい、高血圧の原因の1つである。	浮腫 →p.83
	高位の中枢	排便の場合、脊髄にある排便反射の中枢だけであれば、意識的に排便したり、がまんしたりすることはできないが、大脳がはたらくことにより、それが可能となる。つまり、大脳は脊髄にある中枢よりも、より高位の中枢なのである。	便秘 →p.55
	構音障害（構語障害）	言葉を出す際に、口唇、軟口蓋、舌、咽頭などの運動障害により、音の組み立てがうまくいかないことによる障害。言葉が話せない場合、大きく２種類に分けられる。１つは失語であり、物の名前がわかっても、言葉にならなかったり、言葉の意味がわからなかったりする。もう１つは、構音障害（構語障害）であり、口や舌の筋肉（発語筋）の運動障害で、いわゆる"呂律が回らない状態"をいう。	嚥下困難 →p.38 めまい →p.117
	効果器	遠心路を下ってきた情報によって反応する器官。例えば、膝蓋腱反射では、脊髄から下ってきた情報により効果器である大腿四頭筋が収縮するので下腿が動く。	咳嗽（咳） →p.10 悪心・嘔吐 →p.29
	高カロリー輸液	鎖骨下静脈に挿入したチューブを経由しての高カロリー製剤の点滴などのこと。	嚥下困難 →p.37

用語解説

用　語	解　説	主な掲載頁
交感神経と副交感神経	循環、呼吸、消化、代謝、分泌、排泄などの機能を調節する神経系を自律神経系という。自律神経系は末梢神経とそれを制御する循環・体温調節・呼吸などの中枢神経部分とからなり、これらの中枢は視床下部で調節される。末梢自律神経系は交感神経と副交感神経とがあり、交感神経末端からはノルアドレナリンが、副交感神経末端からはアセチルコリンが放出される。交感神経系の線維は、それぞれの器官や血管、汗腺、立毛筋などに達するが、副交感神経のほうは動眼神経、顔面神経、舌咽神経、迷走神経、骨盤神経などからなっている。このうち迷走神経は支配領域がきわめて広く、心臓、肺、胃、腸、肝臓、膵臓などに分布している。 1つの器官は交感神経と副交感神経による二重支配を受けている。そして心拍数は、交感神経刺激で増加し、迷走神経刺激で減少する。また胃や腸の運動は、交感神経刺激で抑制され、迷走神経刺激で促進される。このように両神経がシーソーのように反対の作用をもつことを拮抗支配という。	腹部膨満感 →p.49 胸痛 →p.104
高血圧性脳症	急に血圧がきわめて高くなった場合にみられる脳症。症状は、一過性の頭痛、嘔吐、けいれん、視力低下、意識障害など。拡張期血圧が130mmHg以上を呈していることも多い。血圧を下げれば症状はすみやかに回復する。	頭痛 →p.102 けいれん →p.148
抗原抗体反応	体内へ異物や細菌（＝抗原）などが侵入すると、その抗原に特異的な抗体を産生させ、結合する反応のこと。生体を防御する免疫系のはたらきの1つ。	貧血 →p.128
甲状腺ホルモンの作用不足	甲状腺ホルモンには熱量産生作用があるので、食物摂取を増やさないと体内のタンパク質や脂肪を燃焼させて体重減少をきたす。このホルモンの作用不足の症状は、一言でいうと全身の活動性の低下が前景に出る。すなわち、新生児期より慢性的な甲状腺ホルモンの作用不足があると精神的および肉体的な発育遅延をきたす。これをクレチン症という。成人型甲状腺機能低下症では、寒がり、皮膚の乾燥、浮腫、便秘、貧血、精神活動の減退などをきたす。本症では、下垂体から分泌される甲状腺刺激ホルモンの血中濃度を測定すると高値を示していることが多い。	全身倦怠感 →p.159
高浸透圧性脳症	血漿浸透圧の異常高値による意識障害のこと。代表的な状態としては、高血糖とともに急速な水分喪失による脱水と血漿浸透圧の上昇により、脳細胞が脱水をきたして発症する高血糖高浸透圧症候群による意識障害がある。血糖値は1,000mg/dL、血漿浸透圧は350mOsm/Lにまで及ぶことがある。	けいれん →p.148
口側、肛門側	臓器中の位置を表現するときに、上とか下ではわかりにくいので、「口側」とか「肛門側」と表現する。	吐血 →p.86
高二酸化炭素血症 （高炭酸ガス血症）	肺の換気が十分でない状態の場合は静脈血中の二酸化炭素を捨てることができない。そうすると、動脈血二酸化炭素分圧が上昇して、高二酸化炭素血症になり、頭痛、めまい、意識喪失をきたし、最悪の場合は死に至る。	呼吸困難 →p.3 頭痛 →p.101
抗利尿ホルモン （ADH）	バソプレシンとも呼ばれる、下垂体後葉から分泌されるホルモン。利尿すなわち尿として体内から水分を出すのを抑える作用があり、尿が濃縮されるのはこのためである。血漿浸透圧が上昇したことを視床下部が感知すると、下垂体後葉にADHを分泌せよという指令が行き、ADHは腎の遠位尿細管や集合管にはたらきかけて、水分を保持する。そのため血漿浸透圧が下がったときには、ADHの分泌は抑制される。	口渇 →p.75
誤嚥	食道に入るべき飲食物が、何らかの理由によって、誤って気道に入ってしまうこと。	嚥下困難 →p.37

用語	解説	主な掲載頁
呼吸リハビリテーション	リラクセーション、呼吸訓練、呼吸筋訓練、胸郭可動域訓練、排痰法、運動療法（下肢筋訓練法、上肢筋訓練法）に大別できる。個々の病態により、どの治療手技に重点をおくかは異なる。	呼吸困難 →p.6
骨髄の造血幹細胞	骨髄中にあって血液のもとになる細胞を造血幹細胞という。幹細胞から、赤血球系、白血球系、血小板系の3系統が分化していき、最終的に赤血球、白血球、血小板となって血液へと出ていく。	貧血 →p.126
さ 在宅酸素療法	動脈血の二酸化炭素分圧が60Torr以下、もしくは労作時に呼吸困難がある場合、生活の質を改善する目的で開始される。酸素供給源として、管理が楽な酸素濃縮器が使われる。	呼吸困難 →p.6
サイトカイン	いろいろな細胞から分泌される数多いホルモン様低分子タンパクの総称。免疫、アレルギー、細胞の成長など多くの生体活動に関与する。インターフェロンやインターロイキンなどが有名。	発熱 →p.22
サルコイドーシス	原因不明で、肺、肝、脾、心臓、皮膚、眼などに、非乾酪性肉芽腫といわれる病変を作る疾患。アメリカの黒人や北ヨーロッパに多く、南方には少ない。好発年齢は20歳代。症状は、それぞれの病変の部位による。肺では肺門部のリンパ節腫脹から発見されることが多い。血中のアンジオテンシン変換酵素の値が高いことがあり診断の参考になる。治療は副腎皮質合成ステロイド薬。80%の人が2年以内に軽快する。	呼吸困難 →p.4 けいれん →p.148
酸素需要	呼吸により肺を経由して血液中に取り込まれた酸素は、全身の細胞でエネルギー産生に使用される。そこで、どのくらい酸素を必要とするかが酸素需要である。下肢の筋肉を例に挙げれば、安静時よりも運動時のほうが酸素需要が増すことになる。	全身倦怠感 →p.160
酸素分圧と二酸化炭素分圧	混合気体中や液体中の酸素や二酸化炭素の圧。動脈血酸素分圧といえば動脈血中にどのくらい酸素が溶解しているかを示す値。PO_2ないしはPaO_2と表記し（aは動脈を意味する）、単位はTorrで表す（トール、以前はmmHgで表した）。動脈血酸素分圧の基準値は80～100Torr。また、二酸化炭素分圧はPCO_2ないし$PaCO_2$と表記し、基準値は35～45Torr。	呼吸困難 →p.2
し 視覚	視覚とは、生活に最も大切な感覚の1つである。物の形や色を認識する機能で、眼球と視覚中枢とがこの機能を担っている。眼球を機能の面から考えると、①光を網膜面に集めるレンズ系と、②光を受容する網膜とからなっている。網膜で受容された情報は視神経により脳の外側膝状体を経て、大脳（後頭葉）にある視覚野に達する。	めまい →p.116
視床下部	脳の腹側の間脳にあり、上部は視床に、下部は下垂体につらなる。視床下部は、さらに前野、背側野、中間野、外側野、後野に分けられる。中脳、小脳、大脳辺縁系とも連絡をもつ。体温調節、睡眠、生殖、内分泌系など、生存に不可欠な自律神経のコントロールセンターともいうべき中枢。	食欲不振 →p.40
自動能	心臓には、もともと自動的に電気的興奮を起こす作用があるが、正常の心臓では、洞（房）結節細胞がペースメーカーとして電気的興奮を起こし、それが特殊な細胞を伝わり、洞（房）結節→房室結節→ヒス束→左右の脚→プルキンエ線維を経て心筋に伝わって心筋収縮が生じる。洞（房）結節からプルキンエ線維までを刺激伝導系という。	動悸 →p.16

用語解説

用　語	解　説	主な掲載頁
シナプス	神経細胞と他の神経細胞の接合、または神経細胞と感覚受容体との接合のことをシナプスという。神経興奮はシナプスを介して伝達される。	腹痛 →p.110
ジャパン・コーマ・スケール（JCS）	コーマとは昏睡の意味。わが国でつくられた昏睡の程度をあらわすモノサシ。	意識障害 →p.132
シャント	シャントとは英語でshuntと記し、わきへそれること、短絡、吻合という意味。先天性心疾患の心室中隔欠損症を例にとって説明すると、心室中隔とは右心室と左心室を隔てている仕切りであり、ここに先天的に大きな穴が開いているのが心室中隔欠損症である。そうすると右心室と左心室では左心室のほうが内圧が高いので、左心室内の血液の一部は右心室へと流れ込む。これを左－右シャントという。しかし、このときに右心室から出る肺動脈の狭窄が合併していると右心室の内圧のほうが左心室の内圧よりも高くなり、右心室内の血液の一部が左心室へと流れ込む。これが右－左シャントである。すなわち静脈血が動脈側に流れ込む状態である。	全身倦怠感 →p.160
収縮期血圧と拡張期血圧	動脈の内圧は、心臓が血液を拍出する力と末梢の細い動脈を血液が通るときの抵抗により定まる。動脈の内圧を測定するには、直接、動脈に管を差し込んで測定するのが正確だが、現在一般に行われているような腕にカフを巻いて測る間接法によって、直接測定した値に近い値が得られる。間接法では、聴診器を肘の上腕動脈に当ててカフ圧を一度上げてから減圧してきた際に脈拍に一致した音（コロトコフ音といわれる）が聞こえはじめたときの値を最大血圧、聞こえ終わりの値を最小血圧という。この最大血圧の数値は左心室が収縮した際の動脈内圧にほぼ等しく、最小血圧は左心室が拡張しているときの動脈内圧にほぼ等しい。そのため最大血圧を収縮期血圧、最小血圧を拡張期血圧という。	頭痛 →p.102 ショック →p.143
循環系の虚脱	ここでは循環血漿量の減少により、血管が充実していない状態のこと。薄い材質のホースは、十分に水が送られないときに、ペシャンコにつぶれているのと同じ状態。	吐血 →p.87
徐脈	脈拍（心拍動）がゆっくりしていて、脈拍数が少ない状態で、1分間に50回以下の状態のことをいう。これに対し、脈拍数が多い状態（1分間に90回以上）のことを頻脈という。	悪心・嘔吐 →p.30 全身倦怠感 →p.159
神経核	脳や脊髄にある特定の機能をもった神経細胞の集まり。味覚を例にとると、味覚情報は、末梢神経線維を上行して、まず延髄の孤束核に至る。そして孤束核で神経線維を変えて視床の後内腹側核に投射する。つまり、この経路では孤束核と後内腹側核という2つの神経核が関与していることがわかる。	頭痛 →p.98
神経学的診察	通常の身体診察以外に、特に脳神経や末梢神経の異常を疑った場合に神経系を詳細に診察すること。意識障害、言語障害、顔面麻痺、舌萎縮、眼瞼下垂、眼球運動、瞳孔、視野、視力、四肢の運動麻痺、筋萎縮、腱反射、病的反射、感覚障害、運動失調、不随意運動、歩行障害、認知症などについて診察する。	全身倦怠感 →p.158
神経線維	神経細胞からのびている軸索のこと。肉眼では、神経線維束を形成し、白っぽい索状物としてみえる。刺激は神経線維によって中枢から末梢へ、あるいはその逆に末梢から中枢へと伝えられる。	瘙痒感 →p.120
心臓神経症	精査しても心臓には特に病変が見当たらないが、動悸、胸痛、息切れなど、あたかも心臓の病変があるような症状を呈し、不安を強く訴える状態。精神科での治療を必要とすることも多い。	胸痛 →p.107

	用　語	解　説	主な掲載頁
	心タンポナーデ	心臓が入っている袋を心嚢(のう)といい、そこに血液や滲出液がたまると心臓が拡張できなくなってしまう。その状態を心タンポナーデという。	ショック →p.140
	浸透圧	水をよく通すが溶質は通さない膜（半透膜）によって、2つの溶液が隔てられているときに、水は溶質濃度の高いほうへ移動しようとする。これを浸透という。水（溶媒）の浸透を防ぐ圧力を浸透圧といい、mOsm/Lという単位で表される。血漿の浸透圧は290mOsm/Lである。ある溶液が正常の血漿の浸透圧と等しければ等張といい、高ければ高張、低ければ低張という。0.9％塩化ナトリウム液や5％ブドウ糖液は等張液である。溶媒分子は通過することができるが、溶質分子は通過することができない半透膜を間にして、濃度の異なる溶液を置いた場合、低濃度の溶液から、高濃度の溶液へ溶媒分子が移動する。このときに生じる圧力を浸透圧という。	下痢 →p.63 口渇 →p.75
	深部感覚	皮膚、粘膜、筋、腱などの受容器の興奮で生じる感覚を体性感覚という。体性感覚には、①皮膚や粘膜に受容器のある皮膚感覚と、②筋、腱、関節などに受容器のある深部感覚とがある。	めまい →p.116
す	スプーン状爪	匙状爪ともいう。爪が薄く扁平になり、著しい場合はスプーンの底のようにわずかに陥凹する。鉄欠乏性貧血でみられることがある。	貧血 →p.130
せ	赤血球	赤血球はred blood cell、赤い血の細胞という意味で、RBCと略記する。erythrocyteともいい、erythroは"赤い"、cyteは"細胞"という意味である。	黄疸 →p.68 貧血 →p.125
	前庭感覚	体がまっすぐに立っていられるのは、重力の方向を感じ取って自分の位置や体のバランスを調節しているからである。この位置やバランスを知る感覚を平衡感覚という。平衡感覚を司る器官を前庭器官といい、前庭器官は、頭の向きを感じ取る三半規管と、重力などの加速度を感じ取る卵形嚢と球形嚢からなる。卵形嚢は水平方向の加速度を、球形嚢は垂直方向の加速度に反応する。	めまい →p.116
	蠕動（運動）	胃や腸の運動を観察すると、環状の収縮と拡張を繰り返しながら内容物を肛門側に輸送する動きがみられる。これを蠕動運動という。"蠕"とは虫がうごめくさまという意味。蠕動運動は迷走神経刺激により亢進し、交感神経刺激で抑制される。	悪心・嘔吐 →p.28
た	対光反射	p.169　用語解説を参照。	けいれん →p.149
	代謝	組織内で起こる化学的変化、すなわち物質代謝、メタボリズム。古いものと新しいものとが入れかわること、新陳代謝。	動悸 →p.18 全身倦怠感 →p.159
	大脳皮質の命令	大脳の表面から1.5～4.5mmくらいの厚さの部分を大脳皮質という。脳の表面には多くのしわがあるが、それによって表面積が大きくなり大脳皮質に億単位の神経細胞とそれに連なる神経線維を収容することができる。大脳皮質は、感覚や運動のほか、意思、思考、言語、記憶などの高等な機能を司る。	呼吸困難 →p.2
	大脳辺縁系	脳幹部の近くにあって、大脳半球の入り口の周辺を縁どる部分。	食欲不振 →p.40

用語解説

用語	解説	主な掲載頁
他覚所見	病気によって生じた機能の変化や、人体の構造上の変化を指す。一方、「頭が痛い」「胸がドキドキする」など、患者自身が感じる痛みなどの異変を自覚症状という。	動悸 →p.15
ち チアノーゼ	皮膚や粘膜が青紫色になること。血液中の酸素が不足し、二酸化炭素が増えていることを意味する。	けいれん →p.148
チェーン・ストークス呼吸	のように、停止と深い呼吸を繰り返す。重篤な状態でみられることが多い。	意識障害 →p.135
中枢神経系	神経系は、脳や脊髄からなる中枢神経系と、脳神経や脊髄神経や自律神経からなる末梢神経系とからなる。末梢神経からの情報は中枢神経系で判断され、末梢神経を通じて指令を出す。意志、思考、言語、記憶、行動などを中枢神経系の統合機能という。	めまい →p.117 意識障害 →p.134
腸重積	回腸が大腸の内腔に入り込んだ状態。	便秘 →p.57
腸内細菌	腸の中には細菌が常在している。それらの細菌の総称。その代表は大腸菌である。多くの細菌がバランスを保ちながら生息しているので腸内細菌叢（叢＝群がっているものという意味）という。そのはたらきは多彩で、消化酵素により消化されなかった繊維などの不消化物を分解したり、胆汁やビタミンの代謝に関与する。抗菌薬の内服で腸内細菌叢のバランスが崩れることもある。	便秘 →p.54 下痢 →p.64
直線加速度	身体が水平方向や垂直方向に動いたときの加速度のこと。これによって頭が水平や垂直方向に動いたことを認識できる。	めまい →p.116
て 低カリウム血症と高カリウム血症	体内のカリウムの90％は細胞内にあり、血清中のカリウムは3.5〜4.8mEq/L（ミリイクバレント パー リットルと読む）で体内のカリウムの0.4％程度である。低カリウム血症は、カリウムの摂取不足、胃液の吸引、下痢、利尿薬の使用、アルカローシスなどでみられる。高カリウム血症は腎不全、アシドーシス、アルドステロン欠乏などでみられ、心電図ではT波が高く二等辺三角形を呈する。	浮腫 →p.84
低酸素血症	動脈血中の酸素濃度が少ない状態のこと。空気が肺に取り込めないか、たとえ肺までは空気が入っても、血液が循環していない状態の場合は血液中に酸素を取り込めないので、低酸素血症になる。	呼吸困難 →p.3 頭痛 →p.101
鉄さび色	出血後、数日間経過した場合に鉄さび色になる。	吐血 →p.88
電気的興奮	神経細胞、筋細胞、受容体細胞などは、刺激に応じて"活動電位"を発生する。これらの細胞膜は、刺激を受けない状態では"静止電位"の状態にあり、細胞内にはカリウムが多く、細胞外にはナトリウムが多い状態で維持されている。そしてひとたび刺激を受けるとナトリウムチャネル（チャネルを"通り道"と考えるとよい）やカルシウムチャネルが開き、細胞外から細胞内へとナトリウムやカルシウムが流れ込み、次いでこれらのチャネルが閉じ、カリウムチャネルが開いてカリウムが細胞内から細胞外へ流れ出る。この一連の動きが"活動電位"であり、この電気的興奮が隣り合う細胞へと伝播されると、再び静止電位の状態に戻る。	動悸 →p.16

用語	解説	主な掲載頁
と 盗汗	寝汗のこと。	発熱 →p.25
瞳孔と対光反射	瞳孔とは瞳のこと。瞳孔の直径は瞳孔括約筋と瞳孔散大筋により調節され、日常生活では2～5mmの範囲で変化する。強い光が目に入ると網膜から脳の動眼神経核の副交感神経核に情報が伝達され瞳孔括約筋を縮小させる。これが対光反射である。片方の目だけに強い光を入れると、光が入ったほうの瞳孔だけでなく、もう片方の瞳孔も縮小する。瞳孔散大筋は交感神経支配で、痛みや恐怖や不安により瞳孔散大をきたす。	意識障害 →p.137 けいれん →p.149
動静脈シャント	血管は、動脈から枝分かれして細動脈になり毛細血管を経て細静脈に至り、合流を繰り返して静脈になる。血液と組織との間の栄養素や老廃物の物質交換は、細動脈から先の毛細血管と細静脈である。細動脈から毛細血管を通らずに細静脈に行くバイパス血管があり、これが動静脈シャントである。	呼吸困難 →p.4
透析脳症	透析認知症ともいう。長期の血液透析中に、言語障害、認知症、精神症状、けいれんなどをきたす状態。進行性で予後不良。原因は脳内へのアルミニウムの蓄積とされている。海外に比べ、わが国では報告例が少ない。	けいれん →p.148
糖尿病ケトアシドーシス	糖尿病でインスリンが不足すると糖の代謝に滞りが生じ、代わって脂肪が燃焼する。このとき、血中に酸性物質であるケトン体がたまるため血液が酸性に傾く。ケトン体によるアシドーシス（酸血症）なのでケトアシドーシスという。1型糖尿病ではインスリン分泌が枯渇しているのでケトアシドーシスをきたしやすい。放置すれば昏睡状態に陥り生命を脅かす。治療ではインスリンを少量ずつ静脈内に持続注入する。	悪心・嘔吐 →p.30 食欲不振 →p.43
糖尿病神経障害	糖尿病により慢性的な高血糖状態が続いていると慢性合併症が起こる。なかでも、糖尿病網膜症、糖尿病腎症、糖尿病神経障害の3つはトリオパシーといわれる。糖尿病神経障害の原因は、糖尿病細小血管症による神経の栄養血管の循環障害が主因とされ、それに糖尿病による代謝異常も関与している。症状としては、足のしびれなどの末梢神経障害が多くみられるが、自律神経障害をきたし、起立性低血圧、発汗異常、便通異常などもきたす。	瘙痒感 →p.122
動脈血ガス分析	動脈血が酸素や二酸化炭素をどのくらい保有しているかを測ることを、動脈血ガス分析という。単位はTorr。	ショック →p.143
動脈血酸素飽和度	動脈血がどのくらい酸素を含んでいるか、すなわち酸素で飽和されているかを酸素飽和度といい、SAT.O_2と表記し、SpO_2と略す。パルスオキシメータで測定した動脈血酸素飽和度をSpO_2と略す。単位は％。SATは飽和という語のsaturationに由来。基準値は94～100％。	不眠 →p.155
特異的症状	ある1つの疾患や病態と、1対1の関係にある症状。その症状があれば、その疾患だと特定できる症状のこと。	全身倦怠感 →p.158
怒張	表在する静脈などがふくれあがった状態をいう。	腹部膨満感 →p.50
トランスフェリンとフェリチン	赤血球の中にあるヘモグロビンはヘムとグロビンというタンパク質からなっている。酸素運搬の主役であるヘムには鉄が含まれている。食物中の鉄は小腸から吸収され、トランスフェリンと結合して肝臓に運ばれてフェリチンとして蓄えられる。血清中の鉄はすべてトランスフェリンと結合しているが、トランスフェリンの2/3はなお鉄と結合する力を残している。トランスフェリンは鉄の運搬役、フェリチンは鉄の貯蔵役である。	貧血 →p.127, p.128

用語解説

	用 語	解 説	主な掲載頁
な	内視鏡検査	食道、胃、大腸、腹腔、胸腔、気管支、膀胱などを切り開くことなく、チューブに細いガラス繊維の束を詰めたファイバースコープという道具を体外から挿入して内部を観察する検査。CCDカメラで内部の様子をテレビ受像機に映して観察することもできる。観察するだけでなく、細胞を採取して調べたり、切除したりする装置を組み合わせて内視鏡による治療まで行うことができる。	下血 →p.92
	内因子	食品中のビタミンB_{12}は胃の壁細胞から放出される"内因子"と結合する。内因子は糖タンパクで回腸の粘膜に結合し、そこでビタミンB_{12}が吸収される。この内因子がないとビタミンB_{12}欠乏となり、赤血球の分裂が困難となるので末梢血中に赤血球の前段階である赤芽球が出現してくるが、赤芽球サイズが大きいので巨赤芽球性貧血という。末梢血中の赤血球も大きくなるので平均赤血球容積も大きな数字になる。胃の全摘出後、3年くらいすると肝臓に貯蔵されていたビタミンB_{12}を使い切ってしまうので巨赤芽球性貧血になる。巨赤芽球性貧血の治療に際してはビタミンB_{12}を経口投与しても内因子欠乏のため吸収できない。そのため筋肉注射でビタミンB_{12}を補う。	貧血 →p.128
に	二酸化炭素分圧	p.165　用語解説を参照。	呼吸困難 →p.2
	ニューロン	神経細胞と樹状突起と軸索（樹状突起も軸索も神経細胞から出ている突起。軸索が興奮のメインルート）を1つの単位としてニューロンという。末端の刺激を感知すると、それを脊髄まで伝えるのが一次ニューロンであり、脊髄でそれを受け取って中枢まで伝えるのが二次ニューロンである。一次ニューロンと二次ニューロンとの接点にあたる部分をシナプスという。	腹部膨満感 →p.49 胸痛 →p.104 腹痛 →p.110
ね	ネブライザー	気道内の分泌物や痰を溶かして出しやすくさせるために、薬液を微粒子にして吸入させるための器具。	咳嗽（咳） →p.14
	ネフロン	腎臓に流入した血液は毛細血管の糸毬（まり）状の糸球体という部分で血液がろ過され尿のもとが作られる。糸球体はボウマン嚢（ボウマンは人名）という袋に包まれていて、糸球体とボウマン嚢を合わせて腎小体という。腎小体の直径は0.2mmくらいで肉眼でも認識できる。腎小体とそれに続く1本の尿細管を1つの単位としてネフロンという。	口渇 →p.77
の	脳回	大脳の表面のしわとしわの間には、複雑な形をした丸みを帯びた隆起がある。この隆起を脳回という。大脳の表面から1.3〜4.5mmまでを大脳皮質といい、そこには億単位の数の神経細胞がある。これだけ多くの神経細胞を大脳皮質に収容するには表面積が広くなければならず、大脳はしわがあることで表面積が2,200cm^2にもなっている。	けいれん →p.147
は	敗血症	血液中に細菌が入り、細菌自体やその毒素（エンドトキシン）が全身を循環する重症感染症。エンドトキシンにより、しばしばショック状態に陥る。動脈血を培養して病原菌を確定し、その菌に有効な抗菌薬の全身投与を行う。	ショック →p.140
	肺コンプライアンス	コンプライアンスは、法令順守、外力を受けたときの弾力性、処方どおりに服薬することなどの意味で用いる言葉。肺コンプライアンスとは、肺の弾力性を示す"圧変化と容積変化の比"のことで、肺コンプライアンスが大きければ肺は拡大しやすいことになる。	呼吸困難 →p.5
	肺好酸球増多症候群	白血球は、好中球、好塩基球、好酸球、単球、リンパ球の5種類に分類される。好中球、好塩基球、好酸球の3種類をまとめて顆粒球と呼び、酸性色素に染まる顆粒を有するものを好酸球という。	咳嗽（咳） →p.12

用語	解説	主な掲載頁
培養検査	培養とは、細菌や真菌を人工的に発育・増殖させること。対象とする細菌や真菌の種類により栄養や温度などの培養条件が異なる。血液、喀痰、尿、便、膿などを採取してその中にいる細菌や真菌を培養し、その種類をつき止めたり（同定）、どのような抗菌薬が効くか（薬剤感受性）を調べるには倍養検査が必要になる。	下痢 →p.65
発痛物質	痛みを感じるのは、局所で発痛物質が生じ、それが痛覚の受容器を電気的に興奮させるからである。発痛物質としては、ブラジキニンやカリウムイオンがある。また、プロスタグランジンE_2はブラジキニンの発痛作用を促進させるので発痛物質と同様である。	胸痛 →p.104 腹痛 →p.110
瘢痕狭窄	傷が治った後、傷跡のひきつれなどにより生じる狭窄。例えば、十二指腸潰瘍が治癒しても瘢痕狭窄が残れば、食物はいつまでも胃の中にたまってしまう。	嚥下困難 →p.36
ひ 脾臓	脾臓は左上腹部にあり、大きさは握りこぶし大か、それより少し大きい。その役割を以下に述べる。①リンパ球の産生である。リンパ球は抗体を産生するので脾臓の役割の1つは抗体産生であるといえる。②細胞や異物の破壊処分である。古くなった赤血球も脾臓で処分され、赤血球中のヘモグロビンはビリルビン（これを間接型ビリルビンという）となって血流により肝臓に運ばれ、肝臓でグルクロン酸抱合されて直接型ビリルビンとなって胆汁中に排泄される。	黄疸 →p.68
P物質	サブスタンスPとも呼ばれる。人や動物の神経系（脊髄、視床下部）に存在するほか、腸や炎症が起きた組織にも少量存在する。11個のアミノ酸からなる分子量1348の物質で、"ペプチド性神経伝達物質"といわれる。主に痛覚の伝達に関与するほか、血管拡張や腸の収縮にも関与する。	胸痛 →p.104
病理組織学的検査	病変部分の組織を採取し、それぞれの目的に応じた染色などを施し光学顕微鏡や電子顕微鏡などで観察することで、どのような病変かを調べること。内視鏡や中空針により得られた生検材料、手術で採取された切除標本、解剖で得られた臓器などが病理組織学的検査の対象となる。	嚥下困難 →p.37
貧血様	眼瞼結膜の赤みが薄くなり白っぽく見えるのは、単位当たりのヘモグロビン量が減っている真の貧血でも、点眼薬などで毛細血管が収縮している状態でも認められる。つまり、貧血では当然であるが、そうでない場合でも貧血のように見えるので「貧血様」と表現される。	吐血 →p.89
頻脈	心臓がリズミカルに血液を圧し出すことで生じる動脈内圧の変動のことを脈拍という。頻脈は脈拍数が多い状態で、1分間に90回以上の状態のことをいう。これに対し、脈拍数が少ない状態（1分間に50回以下）のことを徐脈という。	動悸 →p.16
ふ ファーター乳頭部	肝臓で作られた胆汁は総胆管を流れ下ってくる。一方、膵臓で作られた膵液は主膵管により運ばれてくる。総胆管と主膵管は十二指腸に達する直前で合流して十二指腸に開口する。この開口部分をファーター乳頭部という。ファーターは18世紀前半に活躍したドイツの解剖学者。	悪心・嘔吐 →p.32
フェリチン	p.169　用語解説を参照。	貧血 →p.128

用　語	解　説	主な掲載頁
副交感神経	p.164　用語解説を参照。	腹部膨満感 →p.49
複視	目は見たものが網膜の中心に像が結ぶように動く。1つの眼球ごとに6つの外眼筋が付いていて、この眼球運動を司る。6つの外眼筋とは、内側直筋、外側直筋、上直筋、下直筋、上斜筋、下斜筋である。内側直筋、上直筋、下直筋、下斜筋は動眼神経支配、外側直筋は外転神経支配、上斜筋は滑車神経支配である。例えば、外転神経に障害が生じれば眼球が外方向へ向かなくなり、物が二重に見える"複視"をきたす。	めまい →p.117
不随意運動	自分の意思で行う運動を随意運動という。これに対して、本人の意思によらない動きを不随意運動という。肝性昏睡でみられる手の羽ばたき様運動や、パーキンソン症候群でみられる手のふるえなどは、いずれも不随意運動である。	嚥下困難 →p.34 けいれん →p.146
不飽和鉄結合能	血清中の鉄はすべてトランスフェリンと結合しているが、トランスフェリンの2/3はなお鉄と結合する余力を残している。この鉄と結合する余力を不飽和鉄結合能という。	貧血 →p.128
閉塞性睡眠時無呼吸症候群	成人男性の4％、女性の2％に認められる。上気道の解剖学的狭窄、肥満、加齢に伴う筋緊張の低下などにより、睡眠中に上気道の閉塞をきたして無呼吸を繰り返す。最近は閉塞性睡眠時無呼吸低呼吸症候群ともいう。	不眠 →p.154
ヘモグロビンとヘマトクリット	血液中の赤血球数は、成人男性で400万〜550万/μL、成人女性で360万〜500万/μLである。血液中のヘモグロビン濃度は、成人男性で13〜18g/dL、成人女性で11〜16g/dLである。また、血液に占める細胞成分の割合をヘマトクリットといい、成人男性で37〜52％、成人女性で32〜48％である。	吐血 →p.89 貧血 →p.125,127 全身倦怠感 →p.160
傍糸球体装置	腎臓の糸球体に入る細い動脈（輸入細動脈という）が糸球体に入る直前のところに傍糸球体細胞（糸球体傍細胞に同じ）と呼ばれる細胞集団があり、レニンを分泌する。傍糸球体細胞とその近くの緻密斑と呼ばれる部分と緻密斑のすぐ下にあるゴールマハティヒ細胞（ゴールマハティヒは人名）とを合わせて傍糸球体装置という。	口渇 →p.74
房室ブロック	心房から心室への興奮伝播がうまくいかない状態を房室ブロックといい、その程度によりⅠ〜Ⅲ度に分類される。Ⅰ度房室ブロックは房室伝導に時間がかかるもので、Ⅱ度には2種類あり、①拍動ごとに房室伝導時間がのびていき、ついには房室伝導が途切れるもの、②房室伝導が突然途切れるもの、Ⅲ度は完全房室ブロックともいい、房室伝導が遮断されて、心房は心房のリズムで、心室は心室のリズムでバラバラに興奮するものをいう。	動悸 →p.17 意識障害 →p.138
補液	点滴などで水や電解質の不足を補うこと。輸液と同義。	下痢 →p.65
マクロファージ	骨髄の単球幹細胞から分化し、末梢血の単球から発達した細胞。広く生体内に分布し、細菌などの侵入者や壊死組織、死んだ白血球などを処理する食作用と、免疫機能とを司っている。	発熱 →p.22

	用 語	解 説	主な掲載頁
み	水・電解質	水は体重の60％を占めている。人体内の水分は、細胞内液と細胞外液とに分けられ、ナトリウム、カリウム、クロール、カルシウム、マグネシウム、リンなどの電解質が一定量の割合で含まれている。例えば、ナトリウムは細胞外のほうが濃度が高く、カリウムは細胞内に多いといった恒常性を維持している。この水・電解質の出納が乱れると、生体は正常機能を維持できなくなる。	下痢→p.65 口渇→p.78
	脈圧	収縮期血圧（心周期の最大血圧）と拡張期血圧（心周期の最小血圧）との差。血圧が130/70mmHgならば脈圧は60mmHg。	動悸 →p.17
も	門脈血	消化管、脾臓、膵臓などの血液を肝臓に運ぶ血管を門脈という。門脈血には、消化管で吸収された栄養素が含まれているばかりでなく、膵臓から分泌されたインスリンやグルカゴンなどのホルモンも含まれている。	吐血 →p.87
ゆ	有髄神経と無髄神経	末梢神経の神経細胞からは軸索という神経線維の束が長くのび、これが情報を伝える電線の役目をしている。神経線維には、有髄神経線維と無髄神経線維とがあり、有髄神経線維は直径 2～22μm、無髄神経線維は0.3～2μmと太さが異なる。有髄神経線維の軸索はシュヴァン細胞（シュヴァンは人名）から構成されている髄鞘という鞘に包まれている。一方、無髄神経線維はシュヴァン細胞に取り巻かれてはいるが髄鞘をもたない。神経伝導速度は、有髄神経線維は跳躍伝導という方法で伝導するので、無髄神経線維よりも伝導速度が速い。	咳嗽（咳） →p.11
	癒着	切り傷が治るのは、傷口が癒着するからである。腹部手術後などで腸に癒着が生じ、内容物の通過がうまくいかなくなることもある。しかし、癒着する機能がなければ、手術創は治らない。	便秘 →p.57
ら	ラクツロース治療	タンパク質やアミノ酸が腸内で分解されて生じたアンモニアは、吸収されて肝臓で処理される。しかし、重症の肝障害があるとアンモニアを処理できずに脳へと流れて、異常行動から昏睡まで、種々の精神神経症状をきたす。これを肝性昏睡という。経口ないし注腸投与された合成二糖類のラクツロースは、腸内細菌により分解されて酢酸と乳酸を生じ、腸内を酸性にする。腸内が酸性になるとアンモニアの生成が抑制されるとともに、大腸の蠕動も亢進して、原因物質の排泄を促進させる。	下痢 →p.63
り	リンパ節転移	がんの遠隔転移の種類には、がん細胞が血液中に入って流れていく血行性転移と、リンパの流れによって運ばれるリンパ行性転移とがある。左鎖骨上リンパ節（ウィルヒョウのリンパ節という。ウィルヒョウは19世紀のドイツの病理学者）への転移から原発が胃がんであることが発見されることがあるが、これはリンパ行性転移である。	腹部膨満感 →p.47 浮腫 →p.82
れ	レニン-アンジオテンシン-アルドステロン系	レニンは血漿中にあるアンジオテンシノジェンに作用してアンジオテンシンⅠにする。アンジオテンシンⅠはアンジオテンシン変換酵素の作用を受けてアンジオテンシンⅡになる。アンジオテンシンⅡには強い末梢血管収縮作用があり血圧を上げる。またアンジオテンシンⅡは副腎皮質からのアルドステロン分泌を促し腎臓の遠位尿細管におけるナトリウムの再吸収を促進させる。このレニンからアルドステロンに至るまでをレニン-アンジオテンシン-アルドステロン系という。	口渇 →p.74 浮腫 →p.81

索引

あ
アウエルバッハ神経叢 … 49
アキレス腱反射 … 159
悪性腫瘍 … 23
アシドーシス … 3, 143, 161, 169
アセチルコリン … 164
アダムス-ストークス症候群 … 135, 148, 161
圧痕 … 84
圧痛 … 109
アデノシン … 104
アドレナリン … 19
アナフィラキシーショック … 140
アミロイド … 161
アミロイドーシス … 36, 57, 161
アルカローシス … 5, 161
アルドステロン … 75, 81, 163
α-グルコシダーゼ阻害薬 … 49
アレルギー … 23
アンジオテンシン … 161
アンジオテンシン変換酵素（ACE）阻害薬 … 14

い
胃潰瘍 … 87, 92
意識 … 131, 148
意識レベル … 1, 94
胃静脈瘤 … 87
一過性脳虚血 … 125
遺伝性球状赤血球症 … 128
胃粘膜病変 … 87
易疲労感 … 157
イレウス … 47, 161
飲水量 … 76

う
ウィルヒョウのリンパ節 … 173
ウォームショック（warm shock） … 143
うっ血 … 3
うっ血性心不全 … 160
うつ状態 … 151, 159
ウロビリノゲン … 55, 161
運動野 … 146

え
栄養障害性浮腫 … 82
腋窩温 … 24
エリスロポイエチン … 128
嚥下 … 33
嚥下運動 … 34
嚥下性肺炎 … 28

嚥下反射 … 34
炎症 … 23, 110
炎症性滲出性下痢 … 64
炎症性腸疾患 … 92, 161
遠心路 … 10, 29, 34, 162
エンドトキシン … 170

お
横隔膜 … 11
嘔気 … 27
黄疸 … 55, 67, 94
嘔吐 … 27
嘔吐運動 … 28
悪寒戦慄 … 25
悪心 … 27, 118
オルトトリジン法 … 96
温熱受容器 … 120

か
外傷性頭痛 … 101
疥癬 … 123, 162
咳嗽 … 9
回転性めまい … 115
概日リズム … 152
回復体位 … 136
回盲部 … 51
潰瘍性大腸炎 … 64, 161
化学的受容器 … 2
化学的刺激 … 10, 110
過換気症候群 … 7
過呼吸 … 7
喀血 … 88
過敏性腸症候群 … 64
下腹部 … 51
下部消化管出血 … 91
かゆみ … 119
カリウム … 168
眼位 … 137
感覚受容器 … 120
眼球結膜 … 71, 89
間欠熱 … 24
眼瞼結膜 … 94, 130
肝硬変 … 87
間質液 … 79
眼振 … 117, 162
乾性咳嗽 … 12
肝性浮腫 … 81
間接型ビリルビン … 69
眼前暗黒感 … 115
感染症 … 22, 66, 101
肝臓 … 68
関連痛 … 104

き
機械的刺激 … 10, 110
機械的受容器 … 120
気管支喘息 … 7
気胸 … 7, 107
起座位 … 6
拮抗支配 … 164
気道 … 10
脚 … 16
逆蠕動 … 28
逆流 … 27
吸気 … 2
球形嚢 … 116
求心線維 … 110
求心路 … 10, 29, 34, 162
急性肝炎 … 70, 159
急性大動脈解離 … 105
急性虫垂炎 … 113
球麻痺 … 36, 162
仰臥位 … 6
胸腔ドレーン … 7
狭窄 … 27, 35, 57
狭心症 … 104
胸水 … 107
胸痛 … 103
胸部X線画像 … 37
虚血性大腸炎 … 92
巨赤芽球性貧血 … 128
虚脱 … 87
虚脱率 … 7
起立性低血圧 … 118
季肋部 … 51
緊張型頭痛 … 99

く
グアヤック法 … 96
空気嚥下症 … 49
クスマウル大呼吸 … 135
クモ状血管腫 … 94, 162
くも膜下出血 … 102
グラスゴー・コーマ・スケール（GCS） … 132
グルクロン酸 … 68
クローン病 … 64, 161
群発頭痛 … 99
クーリング … 24

け
頸動脈小体 … 2
経鼻的持続陽圧呼吸 … 156, 163
傾眠 … 131
稽留熱 … 24

けいれん性咳嗽 … 12	骨髄 … 126	上腹部 … 51
けいれん性便秘 … 58	骨髄異形成症候群 … 128	上部消化管出血 … 86
下血 … 91	鼓動 … 15	静脈還流量 … 6
血圧 … 89, 102, 135, 140, 166	コーヒー残渣様 … 89	静脈ライン … 90
血液灌流 … 140	鼓膜式体温計 … 24	上腕動脈 … 143
血液循環障害 … 139	昏睡 … 131	食思不振 … 39
血管壁(の)透過性 … 80, 140	コンピューター断層撮影(CT) … 102	触診 … 52, 60, 84
血漿浸透圧 … 74, 80, 164	昏迷 … 131	食道 … 33
血痰 … 13		食道静脈瘤 … 87
結腸 … 63	**さ**	食道神経症 … 36
血便 … 91	細菌性(感染性)ショック … 140	食欲 … 39
下痢 … 61	再生不良性貧血 … 128	ショックの5P … 142
剣状突起 … 46, 163	在宅酸素療法 … 6	徐脈 … 159, 166
倦怠感 … 157	サイトカイン … 22, 165	自律神経系 … 164
犬吠様咳嗽 … 12	臍部 … 51	心因性 … 18
原発性不眠 … 154	サーカディアンリズム … 152	心窩部 … 51, 109
	サルコイドーシス … 4, 165	心筋梗塞 … 105
こ	三叉神経・自律神経性頭痛 … 99	神経性食思不振症 … 43, 49
構音障害(構語障害) … 38, 117, 163	酸素分圧 … 2	神経線維 … 120
効果器 … 10, 29	酸素飽和度 … 169	心原性ショック … 140
口渇 … 73	三半規管 … 116	心疾患 … 16
口渇中枢 … 74, 77		腎性貧血 … 128
高カロリー輸液 … 37	**し**	腎性浮腫 … 82
交感神経 … 29, 63, 104	シェーグレン症候群 … 76	心臓 … 15
口腔温 … 24	弛緩性便秘 … 58	腎臓 … 74
口腔内乾燥感 … 76	磁気共鳴撮影(MRI) … 37, 102	心臓神経症 … 107
口腔内出血 … 85	刺激伝導系 … 16	心臓性浮腫 … 81
高血圧性脳症 … 102	視床下部 … 21, 40, 76, 165	心タンポナーデ … 140, 167
抗原抗体反応 … 128	視診 … 52	心停止 … 134
膠原病 … 23	弛張熱 … 24	伸展受容器 … 2
甲状腺機能亢進症 … 18	失語 … 163	心電図 … 19
甲状腺機能低下症 … 82, 159	失神性めまい … 115	浸透圧 … 63, 167
甲状腺刺激ホルモン … 19	湿性咳嗽 … 12	浸透圧性下痢 … 63
甲状腺ホルモン … 18, 164	自動能 … 16	浸透圧中枢 … 77
拘束性肺疾患 … 12	自発運動 … 137	真の口渇 … 75
高二酸化炭素血症 … 3, 101	自発痛 … 109	心肺蘇生 … 134
高ビリルビン血症 … 69	ジャパン・コーマ・スケール(JCS) … 132	心拍出量 … 140, 160
後鼻漏 … 13	シャント … 160, 166	心拍数 … 16
後腹膜臓器 … 48	収縮期血圧 … 143	深部感覚 … 116
興奮伝導系 … 17	十二指腸潰瘍 … 87, 92	深部静脈血栓 … 7
肛門括約筋 … 56	腫大 … 47	心房細動 … 19
抗利尿ホルモン(ADH) … 77	出血性ショック … 89, 92, 129	
誤嚥 … 37, 136	出血性貧血 … 129	**す**
呼気 … 2, 9	出血量 … 90	水素イオン濃度 … 161
呼吸 … 1, 135, 144, 148	腫瘍壊死因子α(TNF-α) … 22	膵頭部がん … 70
呼吸困難 … 1, 4	循環血漿量 … 74	水分摂取 … 73
呼吸中枢 … 2	消化管 … 47	水分バランス … 62
呼吸不全 … 89	消化管運動 … 49, 63	水分量 … 80
呼吸リハビリテーション … 6	消化器 … 30	髄膜炎 … 102
国際頭痛分類 … 98	消化器疾患 … 42	睡眠衛生 … 155
黒色便 … 91	小脳 … 116	睡眠時無呼吸症候群 … 154
鼓腸 … 50		睡眠時遊行症 … 156

睡眠充足感 …… 155	大脳辺縁系 …… 40	橈骨動脈 …… 20, 143
睡眠障害 …… 151	他覚所見 …… 15, 168	疼痛受容器 …… 99
睡眠ポリグラフィ …… 155	打診 …… 52, 59	糖尿病 …… 49, 75, 122
頭重感 …… 97	脱水 …… 54, 65, 75	糖尿病ケトアシドーシス
頭痛 …… 97	脱力 …… 158	…… 30, 135, 169
スプーン状爪 …… 167	多尿 …… 75	動脈血ガス分析 …… 143
	タール便 …… 91	特異的症状 …… 158
せ	痰 …… 13	吐血 …… 85
精神障害 …… 154	胆汁 …… 68	怒張 …… 50
生体内恒常性 …… 74	胆嚢 …… 68	吐物 …… 32
生体防御反射 …… 9		トライツ靱帯 …… 86, 92
咳 …… 9	**ち**	トランスフェリン …… 127, 169
咳中枢 …… 10	チアノーゼ …… 148, 168	鈍痛 …… 109
咳反射 …… 10	チェーン-ストークス呼吸 …… 135	
赤血球 …… 68, 126	中心体温 …… 21	**な**
赤血球数 …… 172	中枢性病変 …… 30	内視鏡 …… 37, 87, 92, 170
赤血球容積 …… 129	注腸造影X線検査 …… 96	内分泌性浮腫 …… 82
摂食行動 …… 40	中毒 …… 30	ナトリウム …… 168
摂食中枢 …… 41	腸炎 …… 64	難聴 …… 117
摂食量 …… 42	腸骨部 …… 51	
線維化 …… 3	腸雑音 …… 51, 59	**に**
潜出血 …… 91	聴診 …… 19, 52, 59, 130	二酸化炭素分圧 …… 2
全身性けいれん …… 145	腸蠕動音 …… 114	ニューロペプチドY …… 41
疝痛 …… 109	腸内細菌 …… 54, 64	尿管結石 …… 114
前庭器官 …… 116	腸閉塞 …… 114, 161	尿崩症 …… 75
前庭神経炎 …… 117	直接型ビリルビン …… 69	
前庭神経路 …… 116	直腸 …… 56	**ね**
蠕動運動 …… 34, 59, 63, 167	直腸温 …… 24	熱型 …… 24
せん妄 …… 132	直腸指診 …… 59, 94	熱性けいれん …… 145
	直腸性便秘 …… 58	ネブライザー …… 14, 170
そ		ネフロン …… 77
造血幹細胞 …… 126	**つ**	粘液水腫 …… 84
蒼白 …… 29, 89	椎骨脳底動脈循環不全 …… 117	粘膜傷害 …… 64
瘙痒感 …… 119	痛覚受容器 …… 104, 120	
側臥位 …… 31, 60		**の**
側腹部 …… 51	**て**	脳血管障害 …… 102, 133
	低アルブミン血症 …… 83	脳梗塞 …… 102
た	低カリウム血症 …… 84	脳出血 …… 102
体位ドレナージ …… 7, 14	低血糖 …… 146	脳腫瘍 …… 101
体温 …… 135	低酸素血症 …… 3, 42, 101	脳症 …… 148
体温調節中枢 …… 21	低タンパク血症 …… 82	脳波 …… 146, 152
対光反射 …… 149, 169	低容量性ショック …… 140	ノルアドレナリン …… 19, 164
代謝 …… 18, 159	鉄欠乏性貧血 …… 37, 93, 127	ノンレム睡眠 …… 152
体重 …… 43, 84	電解質 …… 78	
帯状疱疹 …… 107	てんかん …… 146	**は**
大腿動脈 …… 143	電気的興奮 …… 16	肺うっ血（左心不全） …… 6
大腸 …… 54		肺気腫 …… 6
大腸運動の神経支配 …… 55	**と**	背屈 …… 20
大腸反射 …… 55	盗汗 …… 25	敗血症 …… 140
大動脈小体 …… 2	動悸 …… 15	肺好酸球増多症候群 …… 12
大動脈弁閉鎖不全症 …… 17	洞結節 …… 16	肺コンプライアンス …… 5, 170
大脳皮質 …… 146	瞳孔 …… 137, 149	バイタルサイン …… 94, 107, 135, 143

は

肺動脈血栓（塞栓）症	7, 105
排便	53
排便反射	55
培養検査	65, 171
吐き気	27
波状熱	24
バソプレシン	77, 164
パチニ小体	120
発痛物質	104, 110
発熱物質	22
反射弓	10, 35, 56, 162

ひ

ひきつけ	145
微小循環	80
ヒス束	16
ヒスタミン	161
脾臓	68
ビタミンB_{12}	170
皮膚	71, 120
皮膚乾燥症	122
皮膚疾患	122
病理組織学的検査	37, 171
ビリルビン	68, 161
ビリルビン尿	71, 159
ヒルシュスプルング病	57
脾湾曲症候群	110
貧血	125
頻脈	16, 171

ふ

ファーター乳頭部	32, 68, 70, 86, 171
フェリチン	128, 169
腹腔内臓器	48
副交感神経	48, 63
複視	117, 172
腹水	48, 83
腹痛	109
副鼻腔炎	13, 102
腹部臓器	46, 110
腹壁	48
腹壁筋	28
腹膜炎	47
浮腫	3, 79
不随意運動	34, 146, 162
不整脈	16
物理的刺激	10
浮動性めまい	115
不明熱（FUO）	26
ブラジキニン	104
Plummer-Vinson症候群	37

へ

プルキンエ線維	16
プロスタグランジン	104
分泌性下痢	64
噴門括約筋	28

へ

平衡感覚	116
閉塞性黄疸	71
閉塞性肺疾患	12
ヘマトクリット	90, 127, 172
ヘモグロビン	68, 96, 126, 172
便	53, 61, 71, 91
片頭痛	99
便潜血反応検査	96
便秘	47, 53

ほ

抱合	68
抱合型ビリルビン	69
放散痛	108
傍糸球体装置	74
房室結節	16
房室ブロック	17, 172
補液	65
発作性上室性頻脈	16
ホメオスターシス	74
ホルター心電図	19

ま

マイスナー小体	120
マイスナー神経叢	49
マクロファージ	22
末梢血管抵抗	140
末梢循環	160
マルファン症候群	107
マロリー-ワイス症候群	87
慢性気管支炎	6
慢性閉塞性肺疾患（COPD）	6
満腹中枢	41

み

味覚障害	38
耳鳴り	117
脈圧	17, 173
脈拍	19, 89, 135, 144, 148
脈拍欠損	19

む

むくみ	79
無呼吸	155
無髄神経	11, 173
むずむず脚症候群	156

| むせる | 35 |

め

迷走神経	10, 29, 104, 164
メニエール病	117
めまい	115
メルケル触盤	120
メレナ	91

も

| 網様体 | 28 |
| 門脈血 | 87 |

ゆ

| 有髄神経 | 11, 173 |
| 癒着 | 50, 82 |

よ

| 溶血性貧血 | 69, 128 |

ら

| ラクツロース治療 | 63, 173 |
| 卵形嚢 | 116 |

り

良性発作性頭位めまい	117
リンパ管	80
リンパ管閉塞	47, 82

る

| ルフィニ終末 | 120 |
| ループ利尿薬 | 84 |

れ

冷汗	89
レストレスレッグス症候群	156
レニン	161
レニン-アンジオテンシン-アルドステロン系	74, 81
レプチン	41
レム睡眠	152

ろ

| 肋間筋 | 11 |

プチナースBOOKS
看護につなげる病態生理
よくある症状のしくみがわかる

2016年9月28日　第1版第1刷発行	著　者	齋藤　宣彦
	発行者	有賀　洋文
	発行所	株式会社　照林社
		〒112-0002
		東京都文京区小石川2丁目3-23
		電話　03-3815-4921（編集）
		03-5689-7377（営業）
		http://www.shorinsha.co.jp/
	印刷所	大日本印刷株式会社

- 本書に掲載された著作物(記事・写真・イラスト等)の翻訳・複写・転載・データベースへの取り込み、および送信に関する許諾権は、照林社が保有します。
- 本書の無断複写は、著作権法上の例外を除き禁じられています。本書を複写される場合は、事前に許諾を受けてください。また、本書をスキャンしてPDF化するなどの電子化は、私的使用に限り著作権法上認められていますが、代行業者等の第三者による電子データ化および書籍化は、いかなる場合も認められていません。
- 万一、落丁・乱丁などの不良品がございましたら、「制作部」あてにお送りください。送料小社負担にて良品とお取り替えいたします(制作部☎0120-87-1174)。

検印省略（定価はカバーに表示してあります）
ISBN978-4-7965-2390-5
©Nobuhiko Saito/2016/Printed in Japan